Christian Keambou Tiambo

Epidémiologie des parasites intestinaux à potentiel zoonoses à Dschang

Christian Keambou Tiambo

Epidémiologie des parasites intestinaux à potentiel zoonoses à Dschang

prévalences et intensités d'infestations

Presses Académiques Francophones

Mentions légales / Imprint (applicable pour l'Allemagne seulement / only for Germany)
Information bibliographique publiée par la Deutsche Nationalbibliothek: La Deutsche Nationalbibliothek inscrit cette publication à la Deutsche Nationalbibliografie; des données bibliographiques détaillées sont disponibles sur internet à l'adresse http://dnb.d-nb.de.
Toutes marques et noms de produits mentionnés dans ce livre demeurent sous la protection des marques, des marques déposées et des brevets, et sont des marques ou des marques déposées de leurs détenteurs respectifs. L'utilisation des marques, noms de produits, noms communs, noms commerciaux, descriptions de produits, etc, même sans qu'ils soient mentionnés de façon particulière dans ce livre ne signifie en aucune façon que ces noms peuvent être utilisés sans restriction à l'égard de la législation pour la protection des marques et des marques déposées et pourraient donc être utilisés par quiconque.

Photo de la couverture: www.ingimage.com

Editeur: Presses Académiques Francophones est une marque déposée de
Südwestdeutscher Verlag für Hochschulschriften GmbH & Co. KG
Heinrich-Böcking-Str. 6-8, 66121 Sarrebruck, Allemagne
Téléphone +49 681 37 20 271-1, Fax +49 681 37 20 271-0
Email: info@presses-academiques.com

Produit en Allemagne:
Schaltungsdienst Lange o.H.G., Berlin
Books on Demand GmbH, Norderstedt
Reha GmbH, Saarbrücken
Amazon Distribution GmbH, Leipzig
ISBN: 978-3-8381-8973-4

Imprint (only for USA, GB)
Bibliographic information published by the Deutsche Nationalbibliothek: The Deutsche Nationalbibliothek lists this publication in the Deutsche Nationalbibliografie; detailed bibliographic data are available in the Internet at http://dnb.d-nb.de.
Any brand names and product names mentioned in this book are subject to trademark, brand or patent protection and are trademarks or registered trademarks of their respective holders. The use of brand names, product names, common names, trade names, product descriptions etc. even without a particular marking in this works is in no way to be construed to mean that such names may be regarded as unrestricted in respect of trademark and brand protection legislation and could thus be used by anyone.

Cover image: www.ingimage.com

Publisher: Presses Académiques Francophones is an imprint of the publishing house
Südwestdeutscher Verlag für Hochschulschriften GmbH & Co. KG
Heinrich-Böcking-Str. 6-8, 66121 Saarbrücken, Germany
Phone +49 681 37 20 271-1, Fax +49 681 37 20 271-0
Email: info@presses-academiques.com

Printed in the U.S.A.
Printed in the U.K. by (see last page)
ISBN: 978-3-8381-8973-4

PRÉVALENCES ET INTENSITÉS D'INFESTATION DES GENRES PARASITAIRES GASTRO-INTESTINAUX À POTENTIEL ZOONOSES CHEZ LES HOMMES ET LES ANIMAUX DOMESTIQUES À DSCHANG

Par

Christian Keambou Tiambo
Vincent Khan Payne
Joseph Tchoumboue

TABLES DES MATIERES

Introduction

Les zoonoses sont les maladies communes aux Hommes et aux animaux. Elles sont décrites par l'organisation mondiale de la santé (O.M.S) comme étant des <<maladies transmises à l'Homme par d'autres Vertébrés >> ; elles sont contractées soit par contact direct, soit par des produits d'origine animale. On reconnaît aujourd'hui plus de 150 zoonoses représentées par toutes les classes d'agents infectieux : bactéries, virus, champignons et parasites (Acha et Szyfres, 1989) .

Les zoonoses microbiennes (bactériennes, virales, fongiques) ont pendant longtemps fait l'objet d'une très grande préoccupation en raison de leur grande vitesse de propagation et de leurs effets sur les populations humaines et animales. Ces infections dites classiques sont la peste, la brucellose, la fièvre charbonneuse, la tuberculose etc., elles ont attiré plus d'attention que les zoonoses latentes parasitaires qui, bien qu'ayant une vitesse de propagation moins rapide, causent aussi des dégâts non moins importants.

Les zoonoses parasitaires existent partout dans le monde où elles constituent la principale cause de la baisse de la productivité et d'importantes pertes économiques dans les élevages et les familles : aux Etats-Unis par exemple, les 55 millions de chats et 52 millions de chiens disposés dans 38% des ménages font régner en permanence l'ankylostomose et la toxocarose zoonose (Anon, 1988). Dans le même ordre d'idées, ces pathologies parasitaires constituent sous les tropiques des problèmes importants de santé publique ; les animaux domestiques (restreints ou en divagation) servant alors comme hôtes intermédiaires ou hôtes définitifs dans le transport et la dissémination des formes infestantes. Dans les pays en voie de développement en général et en zone rurale en particulier, les prévalences des zoonoses parasitaires sont beaucoup plus élevées, les populations partageant très souvent leur milieu de vie (maison d'habitation) avec des animaux ; créant ainsi des conditions hygiéniques et zoosanitaires médiocres, favorables à la transmission des germes. Ce sont ces zoonoses parasitaires qui constituent l'objet de notre étude.

La connaissance des espèces de parasites zoonoses et de leur épidémiologie dans toute localité s'avère nécessaire pour concevoir et mettre en œuvre un plan de lutte efficace (Bourdeau, 1993). Les travaux menés à travers le monde ont permis à l'O.M.S de présenter des statistiques d'après lesquelles 1 milliard, 900 et 751 millions de personnes étaient infestées par *Ascaris*, *Ancylostoma* et *Trichuris sp.* respectivement (Kenneths *et al.*,1993). Sur 213 personnes examinées dans le Département de la Menoua (Province de l'Ouest - Cameroun), les prévalences de 62,9% et 87,3% ont été enregistrées respectivement pour

Ascaris sp et *Trichuris sp* (O.M.S., 1987 cité par Fodjo, 1999) et 8,51% pour *Ancylostoma sp.* (Fodjo, 1999).

La connaissance sur les zoonoses reste limitée en Afrique, au Cameroun et plus particulièrement à Dschang où les pratiques sociales et le nombre élevé d'animaux en claustration et en divagation contribuent à l'émergence de ces affections. Bien que l'on puisse citer les travaux relatifs aux zoonoses gastro-intestinales chez le chien (Awah-Ndukum *et al.*, 2001) et la présence des parasites zoonoses dans d'autres études portant sur les animaux domestiques à Dschang (Mpoame et Agbede, 1995 ; Mpoame *et al.*, 1995 ; Anolong, 1999 ; Ngankam, 2001), les études complémentaires sont nécessaires dans cette ville comme dans d'autres localités du pays afin de mieux contrôler ces maladies.

L'objectif du présent travail est d'inventorier les parasites gastro-intestinaux des Hommes, des poules, des porcs, des chèvres et des chiens dans la ville de Dschang, d'évaluer l'influence de l'âge, du sexe , du quartier et de la possession d'animaux domestiques sur les prévalences et les intensités d'infestations parasitaires des hôtes examinés, et enfin d'étudier les associations parasitaires.

Chapitre 1:

Revue de la littérature

1.1 DEFINITIONS ET GENERALITES SUR LES ZOONOSES

1.1.1 Définitions de quelques termes (Euzéby, 1998)

- **Anthropozoonoses** : Maladies transmises à l'Homme par d'autres vertébrés.

- **Holozoonoses ou téléozoonoses** : Maladies dont les parasites parvenus chez l'Homme peuvent faire retour à l'animal. On parle aussi de zoonoses complètes : soit l'Homme intervient obligatoirement dans le cycle (ex : Taeniose), soit il ne s'insère que fortuitement dans le cycle (ex : Trypanosomose).

- **Cyclozoonoses** : Zoonoses complètes dont l'Homme est un maillon obligatoire du cycle évolutif du parasite.

- **Cul-de-sac évolutif** : Homme porteur d'un parasite à un stade évolutif favorable mais dont le passage à l'animal exigerait la prédation de cet Homme par l'animal. On parle aussi d'hémizoonoses de type éthologique (ex : Homme porteur de kystes hydatiques de *Echinococcus granulosus*).

- **Impasse parasitaire** : Homme chez qui un parasite ne peut atteindre le stade évolutif qui lui permettrait de revenir à l'animal (ex : *Ascaris suum* chez un homme sain) ou que le stade évolutif convenable est atteint mais ne peut être extériorisé (ex :*Leishmania infantum* agent de la leishmaniose viscérale chez l'Homme). On parle aussi d'hémizoonose de type biologique.

- **Hémizoonoses** : Maladies dont le retour du parasite de l'Homme à l'animal n'est pas possible.

- **Amphixénoses** : Zoonoses complètes dont les parasites considérés peuvent passer indifféremment d'animal à l'animal ou d'animal à l'Homme ou de Homme à l'animal (ex : les entomoses zoonoses)

- **Trophêzoonoses** : Zoonoses contractées par consommation d'aliments contaminés par des éléments pathogènes (ex : la tuberculose à *Mycobactérium bovis* transmise par le lait).

- **Zoonoses latentes** : Infections qui ne provoquent que rarement ou pas du tout de symptôme clinique chez l'animal et qui sont surtout transmises à l'Homme par le biais des aliments, chez ce dernier elles causent des troubles parfois très graves (ex : la cysticercose et la trichinellose).

1.1.2 Généralités sur les zoonoses

Les Etats membres de l'O.M.S. se sont occupés du problème des zoonoses pour la première fois lors de la 31eme assemblée mondiale de la santé qui eut lieu en 1978. Au cours de cette assemblée, une résolution a été adoptée pour la lutte contre les zoonoses et les maladies transmises par les aliments dues aux produits d'origine animale. Les infections classiques étaient alors des viroses et bactérioses en majorité : la rage, la tuberculose, la peste, la brucellose, la chlamidiose, etc. Mais peu à peu on a évolué vers des zoonoses latentes et une apparition de plus en plus fréquente de nouveaux agents infectieux parmi lesquels *Cryptosporidium parvum*, *Escherichia coli* entérohémoragique et bien d'autres auxquels se joignent les zoonoses re-émergentes du fait de leur multi résistance acquise (*Salmonella typhimurium* DT 104) ,sans oublier les maladies qui défraient la chronique à l'heure actuelle : La fièvre Ebola ou maladie de Marburg causée par un virus encore non classé (Acha et Szyfres, 1989), la pneumonie atypique causée par un coronavirus, la maladie de la vache folle.

Malgré l'avancée de la biotechnologie appliquée à la médecine humaine et vétérinaire et les nouvelles méthodes de diagnostic et de traitement, les zoonoses semblent plutôt en pleine résurgence. Ceci serait la conséquence des modifications survenues au niveau de la structure de la population (longue espérance de vie, faible défense immunitaire, etc.), du comportement des individus (Automédication, voyages, habitudes alimentaires, etc.), de l'adaptation des microorganismes et parasites aux nouvelles voies de transmission etc. (Acha et Szyfres, 1989).

Alors que de grandes avancées étaient faites dans la lutte anti-zoonoses virales et bactériennes grâce aux nouvelles techniques (biologie moléculaire), de nouveaux fronts s'ouvraient dans les zoonoses parasitaires. Plusieurs de ces affections, qu'elles soient microbiennes ou parasitaires, ont un impact médico-vétérinaire considérable avec d'importantes répercussions sur l'économie, ce qui peut être un facteur de classement de ces maladies (Schantz, 1991). A cet effet, Mc Keown (1998) stipule que le spectre des zoonoses et les problèmes de santé publique qu'elles entraînent sont largement plus différents dans les pays en développement comparés aux pays industrialisés. Dans les zones rurales des pays en développement, le problème est beaucoup plus grave, et même si aucune zoonoses n'est la cause majeure de mortalité (Schantz, 1991), elles sont toutefois une charge très forte en terme de morbidité dont résultent directement les pertes économiques dues à la baisse de la productivité et à la dépréciation de la valeur des animaux infestés.

A titre d'illustration, la lyme à *Borrelia* transmise par les tiques *Borrelia burgdorferi* aurait été la plus grande crise de santé publique aux Etats-Unis si elle n'avait pas été bousculée par le SIDA (Sterre, 1989). Par ailleurs en Amérique latine comme dans d'autres pays en développement, abstraction faite à l'origine et au mode de transmission des zoonoses (myotropes, splanchnotropes, produits laitiers, déjections animales, etc.), celles-ci interagissent avec les autres causes de morbidité et de mortalité et se joignent au laxisme des populations croissantes pour aggraver la pauvreté et peser sur la croissance économique et le bien-être des populations (Acha et Arambulo, 1985 cité par Schantz, 1991).

D'après Springell (1983), les pertes économiques provoquées par les parasites du bétail peuvent être dues à l'augmentation des coûts de main d'œuvre (36%), à la perte de viande (20%), à la perte de lait (16%), aux coûts des déparasitants (11%), à la détérioration des peaux (5%) ,à la perte par décès (7%), et 5% aux conditions climatiques. Cet impact économique n'est pas seulement représenté par les pertes déterminées par les parasitoses des animaux, mais aussi par les coûts socio-économiques qui sont difficilement estimables, car l'impact de la maladie chez l'Homme ne se limite pas aux dépenses pour soigner le malade. En effet, les pertes peuvent s'étendre sur quatre domaines fondamentaux (Nsame, 2003) :

Educationnel : les parasitoses en général contribuent à une baisse de la performance scolaire (Halloran *et al.*, 1989 ; Hounkep, 1998 ; Nyah, 1998 ; Fodjo, 1999).

Baisse de revenus : les familles financent les soins.

Économie nationale : réduction de la main d'œuvre.

Social : les patients sont quelques fois abandonnés par la famille.

1.1.3 Classification des zoonoses

La classification des zoonoses peut se faire sur la base du type d'agent infectieux, le site d'infestation, le mode de transmission etc. . La figure 1 ci-dessous repartit les zoonoses en fonction de leur étiologie.

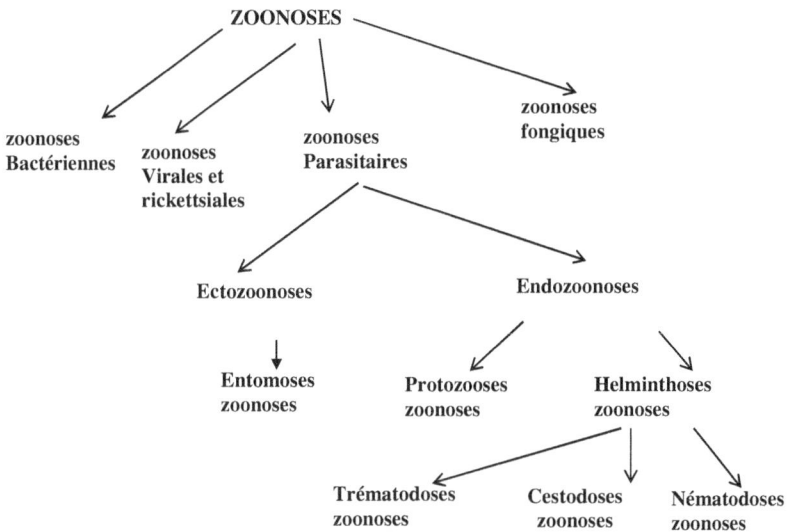

Figure1 : Classification des zoonoses. Source : Adapté de Acha et Szyfres (1989)

La classification ci-dessus se base sur les types d'agents infectieux, mais seule les zoonoses parasitaires seront développées, et particulièrement les zoonoses helminthiques gastro-intestinales qui constituent l'objet de notre étude.

1.2 LES ZOONOSES PARASITAIRES

Les zoonoses parasitaires peuvent être réparties en deux grands groupes en fonction du site d'infestation. Ainsi on distinguera les ectoparasitoses des endoparasitoses zoonoses.

1.2.1 Les ectoparasitoses zoonoses

Ce sont des infestations causées par des arthropodes et les pentastomidés assez nuisibles pour l'Homme et les animaux. Quelques parasites appartenant à cette classe et les espèces hôtes susceptibles sont représentés dans le tableau I ci-dessous.

Tableau 1 : Ecto parasites zoonoses et les espèces hôtes susceptibles

Maladie chez l'Homme	Agent causal	Principaux animaux vertébrés concernés
Gales zoonoses	*Sarcoptes spp.*	Animaux domestiques
Myiases	*Calliphora, Dermatobia, Sarcophaga, Cordylobia, Hypoderma, Wohlfarhtia et autres genres*	Mammifères
Pentastomoses	*Linguatula spp.*	Chiens, autres vertébrés
	Armillifer spp.	Chiens, serpents, autres vertébrés.
Pneumoacarioses	*Pneumonyssus simicola*	Singes
Tungoses	*Tunga penetrans*	Mammifères domestiques et sauvages

Source : Acha et Szyfres (1989)

7

Parmi ces parasites, certains s'attaquent aux téguments, causant ainsi des affections cutanées telles que la gale zoonose dont les agents responsables du genre *Sarcoptes* se transmettent par contact direct. D'autres parasites ont des stades de développement sous-cutané, c'est le cas des myiases qui sont des invasions des tissus des mammifères par des larves de certaines mouches. La tungose fait également partie de ce groupe d'affections : *Tunga penetrans*, l'agent causal, est responsable d'un très grand taux de morbidité. Sa prévalence a été rapportée à 42 % chez les populations d'âge scolaire au Nigeria (Mc kinney et Mc Donald, 2001 cité par Feka, 2001), alors que dans le Département de la Menoua (Province de l'Ouest) cette maladie présentait un taux de prévalence de 27,10% (Feka, 2001). Cette parasitose engendre souvent des infections bactériennes secondaires dont le tétanos est le plus cité (Golvan, 1978 ; Kauffmann, 1996).

La Borreliase est l'une de ces infections secondaires transmises par *Ixodes dammini* (Schantz, 1991). Ces ectoparasites sont parfois de si petite taille que leurs piqûres sont indolores, raison pour laquelle environ 50% des patients ne s'en souviennent pas (Sterre, 1989 ; cité par Schantz, 1991).

La majorité des zoonoses liées aux ectoparasites infestent les Hommes quand ils entrent dans le milieu de vie des vecteurs suite à leurs occupations ou aux activités recréationnelles. Les animaux domestiques exposent leurs propriétaires à ces zoonoses, y compris aux parasites tissulaires et intestinaux qui sont également transmis par la même occasion.

1.2.2 Les Endoparasitoses zoonoses

1.2.2.1 Les zoonoses tissulaires

Les agents vecteurs des zoonoses tissulaires appartiennent à plusieurs super familles : Les Filarioideae (*Brugia malayi*), les Dracunculoideae (*Drancunculus medinensis*) et les Trichinelloideae (*Trichinella spp.*). Ces parasites sont pour la plupart des Nématodes, et ont des caractères remarquables à l'exemple de la viviparité. Selon les espèces, les vers adultes vivent dans les tissus connectifs, sous cutanés, musculaires et dans les cavités corporelles. L'Homme est l'hôte principal excepté pour le genre *Trichinella* où les hôtes naturels sont les animaux sauvages et domestiques tels que le rat, l'ours, le renard, le porc, le cheval, etc. (Euzéby, 1998). Pour la grande majorité de ces zoonoses, l'Homme et les animaux s'infestent par la piqûre d'un insecte hématophage (vecteur) ; pour *Trichinella* spp la transmission se fait par ingestion de larves dans les tissus infestés, alors que celle à *D. medinensis* se fait par ingestion d'un hôte intermédiaire infesté, en l'occurence le cyclope.

Les porcs sont la principale source de trichinelle pour l'Homme, le parasite est généralement *T. spiralis var. domestica*, bien qu'en Afrique *T. spiralis var. nelsoni* infeste également l'Homme par le biais des carnivores sauvages (Acha et szyfres, 1989).

Le cycle zoonosique de *T. spiralis var. domestica* est présenté par la figure 2 ci-dessous.

Porc

Rat (*Rattus norvegicus*)   Cannibalisme

Caudophagie
déchets d'abattoir

Herbivores

Oiseaux carnassiers

Homme et Mamifères
carnassiers et omnivores :
chiens, chats, renards,
sangliers, ours, etc.

Cycle féral

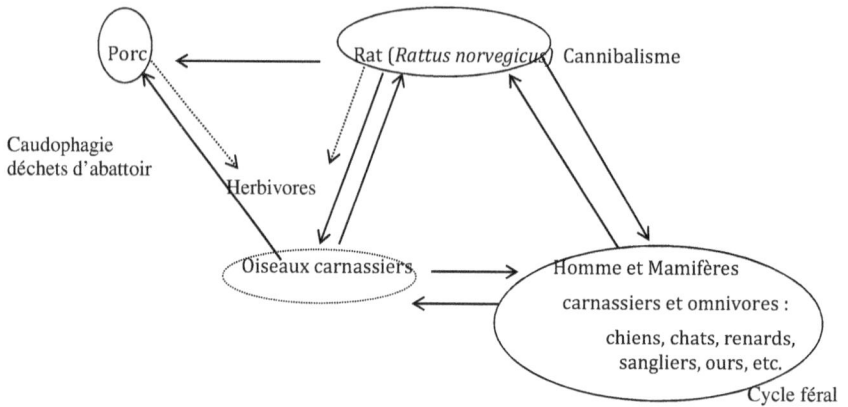

Figure 2 : Cycle épidémiologique de *Trichinella spiralis domestica*

Source : Jacques Euzéby (1998)

La cysticercose, qui est due au développement des larves (*Cysticercus cellulosae*) de *Taenia solium* est une autre zoonose tissulaire et représente un problème majeur de santé publique. Les formes larvaires se développent dans les tissus sous-cutanés et musculaires. Elles peuvent également se localiser dans l'encéphale et le système nerveux central (cause des épilepsies et autres troubles nerveux), dans l'œil (cause de la cécité) et dans le myocarde (cause des infartus). L'Homme s'infeste à travers les matières fécales humaines, par auto-infestation ou par ingestion d'aliments et d'eau pollués par des œufs de *T. solium* .L'incidence de la cysticercose bovine s'évalue à 75 dollars par carcasse de bovin dans les pays industrialisés et 25 dollars dans les pays en développement (Pawlowski et Schultz, 1972 ; cité par Acha et Szyfres, 1989). D'après une étude menée par Zoli *et al.*(2003), les pertes économiques dues à la cysticercose porcine dans 10 pays Africains se chiffrent à environ 25 million d'Euro (soit environ 16 milliards de frs CFA), valeur largement sous-estimée.

En considérant la neurocysticercose humaine, les coûts de traitement sont nettement plus élevés, avec de lourdes charges d'hospitalisation, d'intervention chirurgicale, de journées de travail perdues. Au Mexique, les coûts des soins médicaux pour un malade atteint de neurocysticercose ont été estimés à plus de 2000 dollars U.S. (soit environ 1.300.000 frs CFA) avec 30% de malades morts au cours de l'intervention ou pendant la période post opératoire (Acha et Szyfres, 1989)

La figure 3 ci-dessous illustre le cycle zoonosique de la taeniose/cysticercose due à *T. solium* .

Hôte intermédiaire

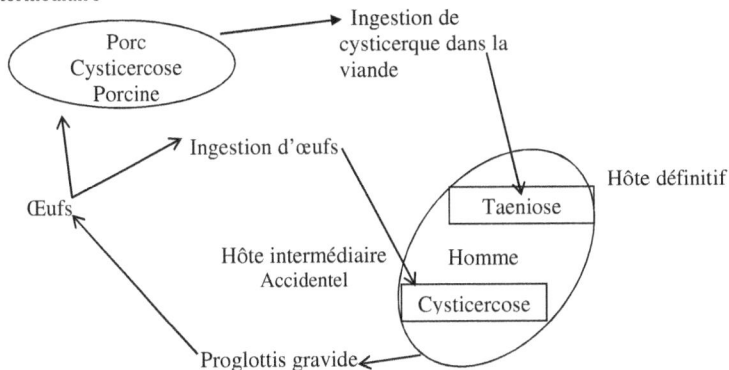

Figure 3 *:* Cycle de développement du complexe taeniose /cysticercose à *Taenia solium*

Source : Adapté de Shey Njila *et al.* (2003)

1.2.2.2 les zoonoses parasitaires gastro-intestinales

Les zoonoses gastro-intestinales sont celles qui affectent le tube digestif à partir duquel elles tirent la totalité de leurs substances nutritives. Parmi ces zoonoses, la trichuriose, l'ascaridose l'ankylostomose et la strongyloidose sont les plus répandues dans les pays tropicaux et constituent avec d'autres zoonoses non seulement une grave menace pour la santé publique, mais aussi influence le statut socio-économique des populations. (Edington et Gilles, 1976 ; Ukoli, 1984)

En effet, ces zoonoses occasionnent des troubles anatomo-physiologiques qui vont de la perte d'appétit à la mort du sujet infesté, en passant par l'asthénie et les troubles nerveux entre autres (Soulsby,1982) .Selon Acha et Szyfres (1989), les ankylostomes et les autres parasites gastro-intestinaux sont à l'origine de la mort de jeunes animaux lorsque ces derniers ont eu une infestation prénatale. Chez les chiens de la ville de Dschang, des prévalences de 85,83 ; 42,50 ; 8,33 ; 11,67 et 8,33% on été observées respectivement pour *Ancylostoma* , *Uncinaria* , *Toxocara* , *Trichuris* , *Strongyloïdes* et *Ascaris sp.* Par Awah-Ndukum *et al.*(2001) . La toxocarose affectant beaucoup plus les chiots et chatons, ainsi que les enfants de 18 mois à trois ans est à l'origine des hépatosplénomégalies et des crises épileptiformes. Les jeunes animaux parasités pendant la période prénatale et portant une charge parasitaire élevée présentent généralement des flatulences, une baisse de vitalité, il s'en suit souvent une mort subite quelques semaines après la naissance due à l'occlusion du grêle (Glickman et Schantz, 1981).

Bien qu'une étude comparative montre une diminution relative des prévalences et des intensités d'infestations au fil des années, les problèmes des parasites en général et des zoonoses parasitaires en particulier restent entiers et ont pour dénominateur commun la pauvreté à laquelle se joignent le climat, la réceptivité de l'individu sain et sa résistance à l'infestation. Les manifestations de la maladie peuvent être magnifiées par l'âge, le sexe, les maladies intercurrentes (Golvan, 1978). Les infestations sont endémiques dans les régions où l'hygiène n'est pas rigoureuse, la prévention minimale et l'éducation sanitaire inexistante ; ces conditions sont particulièrement réunies au Cameroun en général et à Dschang en particulier où les Hommes et les animaux vivent quelques fois dans une promiscuité absolue. Quand tout au moins les jeunes gens et les jeunes animaux parasités survivent aux infestations sévères, ils subissent tout de même des instabilités multiples, des retards de développement et malnutritions (Kenneths *et al.*, 1993). Il a été rapporté que chez les enfants, les taux élevés d'œufs par gramme de fèces (O.P.G) de plusieurs parasites seraient la cause de la baisse des performances scolaires (Halloran *et al.*,1989 ; Hounkep, 1998 ; Nyah, 1998 ; Fodjo, 1999), alors que chez les adultes, les parasitoses gastro-intestinales, y compris les zoonoses, sont la cause d'une inhibition significative de la productivité, de morbidité accrue tant chez les Hommes que chez les animaux.

1.3 LES MECANISMES DE TRANSMISSION

La transmission des zoonoses parasitaires gastro-intestinales, comme pour beaucoup d'autres parasitoses du tube digestif, procède de deux principales voies qui sont surtout dépendantes des adaptations du parasite, mais rendues faciles par certains facteurs liés à l'hôte et à son environnement.

1.3.1 La transmission par voie digestive

L'Homme est le réservoir de plusieurs parasites comme les animaux le sont pour d'autres. Pour beaucoup de ces parasites, la source d'infestation est le sol et la végétation, sur lesquels des matières fécales infestées ont été évacuées. L'infestation est presque toujours contractée soit directement à partir du sol, soit par l'intermédiaire des poussières, de l'eau, des légumes ou d'autres aliments souillés que l'Homme et les animaux ingèrent. Dans certaines régions, l'infestation peut se faire par inhalation des œufs (Acha et Szyfres, 1989), ou lorsque les hôtes réceptifs consomment à l'état cru ou peu cuit les produits d'origine animale parasités (Euzéby, 1998). Les *Taenia sp./Cysticercus sp.* et *Trichinella spp.* cités plus haut appartiennent à cette catégorie.

Les parasites qui se transmettent par voie digestive sont nombreux, à l'exemple des *Ascaris sp.* dont le cycle de transmission est ci-dessous illustré (figure 4).

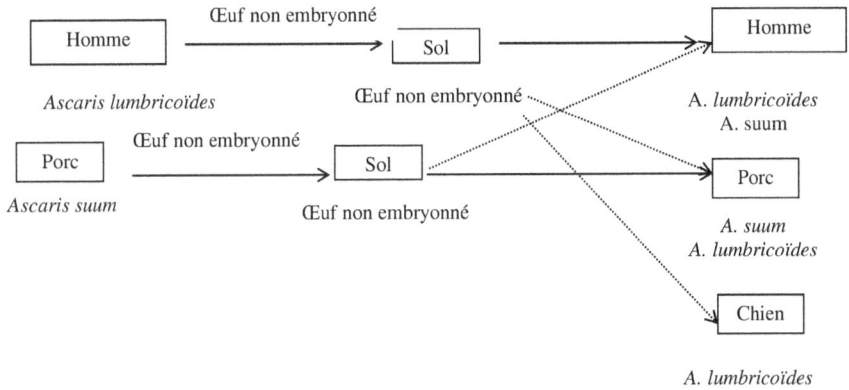

= transmission vers l'hôte accidentel.

= transmission vers l'hôte définitif.

Figure 4 : Cycle de transmission de l'ascaridose zoonosique

Source : Adapté de Acha et szyfres (1989)

1.3.2 La transmission percutanée

Les parasites concernés par ce mode de transmission sont les vers crochus du genre *Strongyloïdes sp.*, *Ancylostoma sp.* et *Necator sp.*. La source essentielle de l'infestation est le sol pollué par des matières fécales parasitées lorsqu'un hôte réceptif vient en contact avec des larves filariformes du troisième âge (L$_3$). Elles pénètrent activement la peau, passent ensuite dans une veinule pour être transportées vers le cœur et les poumons, de là, elles remontent la voie aérienne pour atteindre le carrefour aérodigestif d'où elles sont dégluties. Une fois dans le grêle, les larves s'attachent à la muqueuse pour attendre la maturité différenciées en mâles et femelles (Nnochiri, 1975 ; Golvan, 1978 cités par Fodjo, 1999). L'attente durera environ 50 jours avant que les vers adultes issus de ces larves ne soient capables de se reproduire

(Lavoipierre, 1979). Des études effectuées en Zambie ont confirmé que *Strongyloïdes fuelleborni* sévissait dans les populations urbaines et périurbaines avec une prévalence de 34% chez les enfants de moins de six mois ; dans la population Pygmée du Sud du Cameroun *S. fuelleborni* a été trouvé chez 31% d'entre eux contre 1% seulement pour *S. stercoralis* (Acha et Szyfres, 1989), pendant que dans l'ex-Zaïre ont rencontrait 48% d'infestations à *S. fuelleborni* dans la population générale.   12

Quelques hôtes susceptibles impliqués dans le cycle zoonosique de la strongyloidose sont ci-dessous représentés (figure 5).

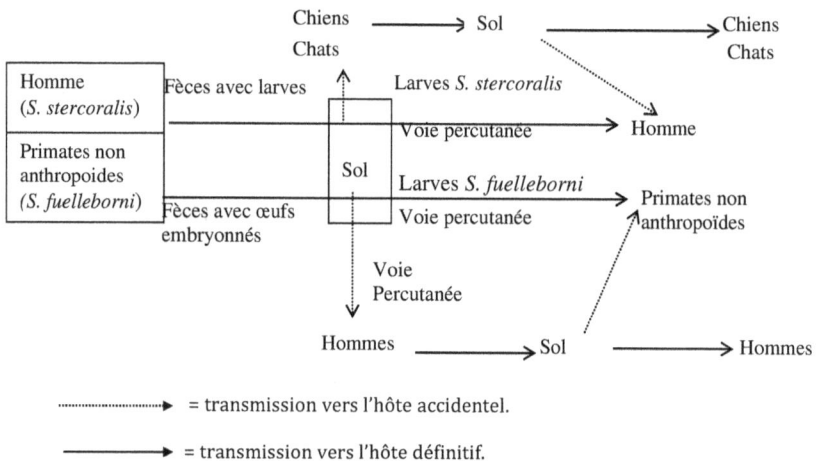

............▶ = transmission vers l'hôte accidentel.

─────────▶ = transmission vers l'hôte définitif.

Figure 5 : Cycle de transmission de la strongyloïdose zoonose.

Source : adapté d'Acha et szyfres (1989).

1.4 PATHOGENESE DES ZOONOSES PARASITAIRES GASTRO-INTESTINALES

Les affections causées par les helminthes sont d'une importance médico-vétérinaire considérable, à cause des multiples revers qu'elles infligent aux populations humaines et animales. Pour ce qui est des affections impliquant le tractus gastro-intestinal, les interactions biotiques et abiotiques y ayant cours sont responsables du déterminisme des manifestations pathologiques. En général, l'action des parasitoses est différenciée en 4 catégories avec des effets variés, qui cependant agissent en synergie dans la genèse de la symptomatologie (Golvan, 1978).

1.4.1 L'action traumatique

Cette action est souvent lente, graduelle et sa répétition finit par engendrer des troubles importants du genre réactions allergiques locales ou généralisées. L'association de plusieurs parasites peut avoir un effet pathogène additif ; les symptômes couramment observés, tant chez l'Homme que chez l'animal sont la perte de poids, perte d'appétit, diarrhée et parfois l'issue est fatale ; la ville de Dschang en a connu 2 cas en 1998 (Anonyme, cité par Hounkep, 1998). Les charges élevées de *Trichuris sp.* provoquent chez les enfants mal nourris et souffrant de polyparasitisme, un violent tenesme et un prolapsus rectal (Soulsby, 1982).

1.4.2 L'action spoliatrice

L'action spoliatrice est beaucoup plus dépendante du parasite et de ses besoins nutritionnels que de l'hôte. Cependant, un statut nutritionnel et zoosanitaire médiocre de l'hôte amplifiera les effets de la parasitose.

Certains parasites ont un rôle spoliateur insignifiant, ce sont ceux qui se nourrissent du contenu intestinal, à l'exemple d'Enterobius *vermicularis*. Pourtant les parasites hématophages sont particulièrement spoliateurs. D'après Acha et szyfres (1989), les Ankylostomes qui ingèrent 0,2 à 0,25 ml de sang par jour et par parasite sont à l'origine des troubles hématologiques importants. Par ailleurs, d'autres parasites ne seraient intéressés ni par le sang, ni par le contenu intestinal, mais plutôt par leurs dérivés. C'est le cas du Bothriocéphale, agent de l'anémie parabiermérienne (il immobilise au profit de son propre métabolisme la vitamine B12 apportée par l'alimentation) (Golvan, 1969).

1.43 L'action toxique

Les parasites pendant leur phase de croissance ont un métabolisme intense résultant de l'ensemble des réactions physico-chimiques ayant cours durant cette période, et aboutissant à des produits de synthèse pour leur développement et des déchets responsables de leur pathogénicité. La mort des parasites entraîne la libération dans l'hôte, déjà en état d'allergie, des protéines spécifiques qui seront la cause des chocs anaphylactiques (Golvan, 1969). Les exemples de ces toxines sont les antikinases sécrétées par les vers intestinaux, les diastases hystolitiques d'hypoderma, les substances anticoagulantes sécrétées par les ankylostomes.

1.4.4 L'action infectieuse

L'action infectieuse des zoonoses gastro-intestinales est jusqu'à nos jours mal prouvée, bien qu'on ait accusé ces parasites de cohabiter ou même de favoriser l'installation des bactéries dans la muqueuse digestive ; c'est le cas de *Enterobius vermicularis* très souvent lié aux affections appendiculaires (Golvan, 1969). De plus, l'étude des associations parasitaires laisserait croire qu'une parasitose peut donner lieu à l'installation préférentielle d'une autre.

1.5 METHODES GENERALES DE LUTTE CONTRE LES ZOONOSES PARASITAIRES GASTRO-INTESTINALES

1.5.1 Diagnostic

Le diagnostic de la phase intestinale des zoonoses gastro-intestinales repose sur l'identification par examen coprologique des éléments pré-imaginaux dans les matières fécales. On reconnaît généralement chaque parasite à son œuf qui a une forme et une taille caractéristique dans les conditions normales. La méthode d'identification appropriée est dépendante du type de parasite recherché.

Ces analyses ne pourront faire l'état réel d'infestation que s'il existe déjà les vers adultes dans le tractus gastro-intestinal de l'individu infesté. Quant au diagnostic des phases migratoires, il est plus délicat. Quelques fois on peut trouver des larves dans les expectorations des Hommes et jeunes animaux à la mamelle (Acha et szyfres, 1989). Compte tenu de la difficulté de ce diagnostic, les épreuves immunologiques prennent, une importance toute spéciale. Ces méthodes sont la fixation du complément, l'immunofluorescence indirecte, l'hémagglutination, etc.. Le test ELISA a maintenant le plus utilisé (Cypess *et al.*, 1977 ; Ruitenberg et Van Knapen, 1977) par sa fiabilité : haute spécificité et sensibilité.

1.5.2 Prophylaxie et traitement des zoonoses parasitaires gastro-intestinales

La prophylaxie générale des zoonoses parasitaires gastro-intestinales, comme celle de toutes les verminoses, découle de leur épidémiologie et englobe tous les moyens qui permettent de "couper la chaîne épidémiologique" au point où cela est possible (Golvan, 1969).

Un facteur important pour la prévention de la maladie humaine est l'amélioration de l'hygiène personnelle et de l'environnement dans les villes et campagnes. L'éducation des masses sur les risques omniprésents d'infestations zoonotiques et le développement socio-économique, facteurs presque méconnus au Cameroun, sont d'un apport indéniable. L'une des mesures prophylactiques est l'application d'un traitement anthelminthique tactique et stratégique à la population toute entière de la zone à risque et la vermifugation périodique de tous les animaux domestiques en vue de l'éradication.

Le choix des anthelminthiques dépend de plusieurs critères (Golvan ,1978 ; Soulsby ,1982) : Ils doivent avoir un effet multivalent ou un spectre d'action pouvant éliminer à la fois tous les stades de développement des parasites ,être faciles à manipuler, avoir un minimum de prise (voire prise unique à faible dose), présenter le minimum d'inconvénients et d'effets indésirables ,être peu coûteux.

De plus, pour être efficace, un programme de déparasitage doit tenir compte de la situation hygiénique des Hommes et des animaux, des parasites en présence et du taux d'infestation. Toutefois, que ce soit chez l'Homme ou chez les animaux, l'automédication et l'administration hasardeuse (ou des médicaments d'origine douteuse) est à proscrire ; les prescriptions médicales relevant des seules compétences des médecins praticiens et des vétérinaires.

Chapitre 2 :
Matériel et méthodes

2.1 PRESENTATION DE LA ZONE D'ETUDE

Le présent travail a été effectué entre le 15 janvier et le 15 avril 2003 dans la ville de Dschang, localité située dans les hautes terres de l'Ouest Cameroun (L N 05° 20'-7°00' et L E 10° 03' - 12°00').

L'altitude moyenne est de 1407 m, les sols sont latéritiques, ferralitiques, argileux et volcaniques par endroit. Le climat est équatorial de type camerounien d'altitude à deux saisons ; une saison pluvieuse de mars à octobre et une saison sèche de novembre à février.

La pluviométrie annuelle avoisine 2400 mm pour une humidité relative et une température moyenne annuelle de 72,0% et 20,2°C respectivement (cf. Feka, 1999). Le tableau II suivant illustre les données climatiques de Dschang durant la période de l'étude.

Tableau II : Conditions climatiques de la ville de Dschang de janvier à avril 2003.

Mois	Température Moyenne (°C)	Pluviométrie (mm)	Nombre de Jours de pluie
Janvier	20,7(12,5-29,0)	2,30	2
Février	21,9(14,7-29,1)	7,48	5
Mars	21,2(15,6-26,8)	12,70	6
Avril	21,1(16,6-25-6)	8,51	14

Source : Institut de Recherche Agronomique pour le Développement (IRAD) de Dschang.

2.2 COLLECTE ET ANALYSE DES FECES

Pour l'évaluation des prévalences et des intensités d'infestations parasitaires gastro-intestinales, la ville de Dschang a été au préalable divisée en quatre grandes zones en fonction de l'altitude et de la nature du sol : grand Foto (Foto, Keleng, Tsingbing, Tsinkop), grand Foreke (Foreke, Mingmeto, Paid-ground), grand Madagascar (Madagascar, Nylon, Haoussa) et grande Vallée (Vallée, Marché B, Ngui) (Marécageux et non marécageux). Dans ces zones, des échantillons de fèces ont été collectés chez des individus volontaires, des deux sexes et âgés de 7 mois à 82 ans, ainsi que ceux de leurs animaux domestiques lorsqu'ils en possédaient.

A chaque personne échantillonnée, une boite en plastique d'environ 32 ml avec couvercle a été donnée, portant les indications telles que le nom, l'âge, le sexe, le quartier ; pour les animaux

(Porcs, poules, chèvres, chiens), c'est plutôt des sachets en plastique portant des indications (espèce, n°, Age, sexe) qui ont été remis à leurs propriétaires, après avoir noté sur une fiche de terrain plusieurs autres informations (race, mode de vie, etc.).

Les premières fèces du matin étaient ainsi collectées, puis acheminées au laboratoire pour examen immédiat, ou en différé ; et dans ce cas elles étaient conservées à une température de -4°C au réfrigérateur pendant un délai maximal de 48 heures avant examen. L'examen des fèces a été fait par les méthodes de flottaison simple en tube à essai et de Mc. Master.

a) La méthode de flottaison simple en tube à essai nous a permis de réaliser une recherche qualitative des œufs de parasites telle que décrite par Thienpont *et al.* (1979). Nous avons trituré dans un mortier environ 2g de matières fécales diluées dans 30ml de liquide d'enrichissement (solution saturée de NaCl). Les œufs ont été séparés des matières fécales à l'aide d'un tamis aux mailles de 150 micromètres, la suspension obtenue a été ensuite versée dans un tube à essai jusqu'à formation d'un ménisque convexe que nous avons recouvert d'une lamelle pendant au moins 20 mn. La lamelle sous laquelle se sont collés les œufs des parasites a été ensuite délicatement retirée et immédiatement placée sur une lame porte objet en vue d'un examen au microscope optique en utilisant l'objectif 10x ou 40x.

b) La méthode de Mc. Master nous a permis de faire une recherche quantitative des œufs de parasites telle que décrite par Thienpont *et al.* (1979). A cet effet, un échantillon de la suspension fécale précédemment filtrée a été prélevée à l'aide d'une pipette Pasteur, avec laquelle les deux chambres de la cellule de Mc. Master ont été remplies et laissées au repos pendant 5 minutes. La cellule est ensuite observée au microscope à l'objectif 10x .L'OPG (œuf par gramme de fèces) a été calculé comme suit :

$$0,15 \text{ ml (1ch)} \longrightarrow Y \text{ (nombre d'œufs)}$$

$$30\text{ml (2g)} \longrightarrow Y \times \frac{30}{0,15}$$

$$1\text{g} \longrightarrow Y \times \frac{30}{0,15}$$

D'où l'O.P.G s'obtient par la formule OPG = 100 x Y.

Ch = chambre de la cellule de Mc. Master.

g = gramme de fèces.

2.3 PARAMETRES ETUDIES

- La prévalence d'infestation

La prévalence d'infestation (P) est exprimée par la formule :

$$P = \frac{\text{Nombre d'individus infestés}}{\text{Nombre d'individus examinés}} \times 100$$

- L'intensité d'infestation

C'est le nombre d'œufs par gramme de fèces.

- Les associations parasitaires expriment les infestations par plus d'une classe et/ou genre de parasites.

2.4 ANALYSES STATISTIQUES

Nous avons utilisé le test de Student pour évaluer l'influence de l'âge, du sexe, du type de quartier et de la possession d'animaux domestiques sur les prévalences d'infestation.

Pour ce qui est de l'évaluation de l'influence de ces facteurs sur les intensités d'infestation, c'est plutôt le test de Fisher qui a été utilisé. Le seuil statistique retenu pour ces analyses étant $\alpha = 0,05$.

Chapitre 3 :

Résultats et discussion

3.1 Les prévalences d'infestation des zoonoses parasitaires gastro-intestinales chez les Hommes et les animaux domestiques dans la ville de Dschang

Les zoonoses parasitaires gastro-intestinales recensées dans la ville de Dschang (tableau III) appartenaient à quatre classes : Les Protozoaires, les Trématodes, les Cestodes et les Nématodes.

Tableau III : Prévalences d'infestation des zoonoses parasitaires gastro-intestinales chez les animaux domestiques et les Hommes dans la ville de Dschang

Genres parasitaires gastro-intestinaux	Poules (n=110)	Chèvres (n=42)	Porcs (n=63)	Chiens (n=45)	Hommes (n=173)
Protozoaires					
coccidies	4,55 [a]	73,80 [c]	30,15 [b]	-	-
Trématodes					
Fasciolopsis	-	-	3,17	-	-
Dicrocoelium	-	7,14	-	-	-
Cestodes					
Dipylidium	-	-	-	6,66	-
Raillietina	8,18	-	-	-	-
Hymenolepis	1,81	-	-	-	-
Nématodes					
Ancylostoma	-	-	11,11 [a]	86,67 [b]	4,62 [a]
Trichuris	-	-	-	6,66 [a]	8,09 [a]
Ascaris	-	-	25,39 [a]	20,00 [a]	15,02 [a]
Capillaria	34,54 [b]	2,38 [a]	-	6,66 [a]	-
Strongyloïdes	0,90 [a]	7,14 [b]	41,26 [c]	-	0,57 [a]
Oesophagostomum	-	11,90 [a]	58,73 [b]	-	-
Toxocara	-	-	-	35,35	-
Trichostrongylus	2,72 [a]	11,90 [b]	-	-	-

n = nombre d'individus examinés
a, b c. sur la même ligne, les valeurs affectées de la même lettre ne sont pas significativement différentes (P ≥ 0,05)

En terme du nombre d'espèces, la classe des Nématodes est la plus représentée, avec un peu plus de la moitié (57,14%) du nombre total de parasites, suivie dans l'ordre respectivement de celle des Cestodes (21,43%) ,des Trématodes (14,28%) et des Protozoaires (7,14%).

Les Nématodes ont été la seule classe affectant la totalité des cinq hôtes considérés, suivis des Protozoaires qui en parasitent trois (chèvres, poules, porcs) alors que les Cestodes et les Trématodes n'en infestent que deux chacun à savoir les poules et chiens, puis les chèvres et porcs respectivement.

Les niveaux de prévalence varient en fonction des classes et des genres de parasites. Indépendamment du type d'hôte, l'ankylostome chez les chiens a été le Nématode le plus représenté (86,67%), suivi par *Oesophagostomum* (58,39%) et *Strongyloïdes* (41,26%) respectivement chez les porcs. La classe des Protozoaires représentée uniquement par les coccidies montre une plus forte prévalence chez les chèvres (73,80%), puis les porcs (30,15%), et enfin les poules (4,55%). Les Cestodes et Trématodes ont présenté des prévalences relativement faibles, inférieures à 10%.

3.1.1 Influence de l'âge sur les prévalences d'infestation des zoonoses parasitaires gastro-intestinales chez les Hommes et les animaux domestiques

Indépendamment des classes de parasites et d'hôtes, toutes les tranches d'âges ont été affectées par les zoonoses parasitaires gastro-intestinales (Tableau IV a et IV b) avec des taux de prévalences d'infestation variant en fonction des différents hôtes, des tranches d'âges et par rapport aux espèces de parasites.

Lorsqu'on considère la classe des Protozoaires, les coccidies n'affectent que les poules de 7-12 et de plus de 12 semaines avec des prévalences faibles, celles-ci semblent croître avec l'âge des hôtes. Toutes les tranches d'âges des porcs ont été moyennement infestées, leurs prévalences diminuent à mesure que l'âge augmente. Chez les chèvres, les sujets de 7-12 et plus de 12 mois sont les plus affectés, avec cependant des taux comparables (P ≥ 0,05).

Dans la classe des Trématodes, *Fasciolopsis* n'a été rencontré que chez les porcs âgés de plus de 12 mois, alors que *Dicrocoelium* n'a infesté que les chèvres de plus de 6 mois, avec une prévalence significativement plus élevée (p < 0,05) chez les sujets de 7-12 mois.

Des Cestodes zoonoses, *Dipylidium* infeste seulement les chiens de 7-12 et plus de 12 mois avec des prévalences comparables (P ≥ 0,05), mais qui apparemment croissent avec l'âge, alors que chez les poules, *Raillietina* n'a été observé que chez les sujets de plus de 6 semaines, avec cependant un taux de prévalence significativement plus élevé (P < 0,05) chez ceux de 7-12 semaines. *Hymenolepis* infeste uniquement les poules de plus de 12 semaines avec une prévalence très faible.

En considérant les espèces parasites de la classe des Nématodes, plusieurs cas de figures sont observés en fonction des hôtes : certains affectent toutes les tranches d'âge de l'hôte avec des prévalences significativement identiques (P ≥ 0,05). (*Ancylostoma* chez les chiens) ou significativement différentes (P < 0,05). (*Ascaris* chez les chiens, *Strongyloïdes* et *Oesophagostomum* chez les chèvres, puis *Strongyloïdes* et *Trichostrongylus* chez les poules sont les parasites Nématodes qui n'infestent pas toutes les tranches d'âge de leurs hôtes respectifs. Par ailleurs, les prévalences de *Toxocara* chez les chiens décroissent significativement (P≥ 0,05) à mesure que l'âge des hôtes augmente.

Lorsqu'on considère les niveaux de prévalence en fonction des tranches d'âges et indépendamment des classes de parasites, il apparaît qu'en général les porcs et les chèvres de plus de 12 mois sont les moins affectés. Cependant, le contraire est observé pour *Capillaria* chez les poules et *Trichuris* chez les chiens adultes.

Chez les Hommes et en termes de nombre de parasites, les individus de 11-20 ans constituent la tranche d'âge la plus affectée. Elle est infestée par tous les quatre parasites recensés, alors que les autres classes d'âges n'ont été affectées que par trois. En général, si on considère les niveaux de prévalence par parasite et en fonction des tranches d'âges, il apparaît que les jeunes sont les plus parasités. En dehors des ankylostomes dont les prévalences ont été significativement semblables dans toutes les tranches d'âges, les autres parasites (*Trichuris* et *Ascaris*) montrent une évolution irrégulière. *Strongyloïdes* quant à lui n'a été rencontré que chez les sujets de 11-20 ans.

Tableau IV a : Influence de l'âge sur les prévalences d'infestations des zoonoses parasitaires gastro-intestinales chez les Hommes dans la ville de Dschang

Genres parasitaires gastro-intestinaux	âge des Hommes (année)					Moyenne
	1-5 (n = 31)	6-10 (n = 20)	11-20 (n = 38)	21-40 (n = 59)	>40 (n = 25)	
Ancylostoma	3, 22 [a]	5, 00 [a]	5,26 a	5, 08 [a]	4,00 a	4,51
Trichuris	12, 90 [b]	15, 00 [b]	10, 52 [b]	1,69 [a]	8,00 [b]	9, 62
Ascaris	12, 90 [b]	5, 00	13, 15 [b]	16,94 [b]	16,00 [b]	12, 79
Strongyloïdes	-	-	2,63	-	-	0,53

(n) = nombre d'individus examinés,
a, b, c. sur la même ligne, les valeurs affectées de la même lettre ne sont pas significativement différentes (P ≥ 0,05)

Tableau IV b : Influence de l'âge sur les prévalences d'infestation des zoonoses parasitaires gastro-intestinales chez les animaux domestiques dans la ville de Dschang

Genres parasitaires gastro-intestinaux	Ages des poules (semaine)				Age des chèvres (mois)				Ages des porcs (mois)				Ages des chiens (mois)			
	1-6 (12)	7-12 (26)	>12 (72)	Moy.	1-6 (9)	7-12 (16)	>12 (17)	Moy.	1-6 (34)	7-12 (7)	>12 (22)	Moy.	1-6 (20)	7-12 (9)	>12 (16)	Moy.
Protozoaires																
coccidies	-	3,55 a	5,55 a	3,13	87,50 b	82,35 b	35,29 a	68,38	35,29 a	28,57 a	22,72 a	28,86	-	-	-	-
Trématodes																
Fasciolopsis	-	-	-	-	-	-	-	-	-	-	9,09	3,03	-	-	-	-
Dicrocoelium	-	-	-	-	-	12,50 b	5,88 a	6,12	-	-	-	-	-	-	-	-
Cestodes																
Dipylidium	-	-	-	-	-	-	-	-	-	-	-	-	-	11,11 a	12,50 a	7,87
Raillietina	-	15,38 b	6,94 a	7,44	-	-	-	-	-	-	-	-	-	-	-	-
Hymenolepis	-	-	2,77	0,92	-	-	-	-	-	-	-	-	-	-	-	-
Nématodes																
Ancylostoma	-	-	-	-	-	-	-	-	14,70 b	-	4,54 a	6,41	80,00 a	100,00a	87,50 a	89,17
Trichuris	-	-	-	-	-	-	-	-	-	-	-	-	5,00 a	-	12,50 b	5,83
Ascaris	-	23,07 a	37,50 b	31,30	-	-	-	-	20,58 b	71,42 c	9,09 a	27,70	40,00 b	-	6,25 a	15,41
Capillaria	33,33 b	-	-	-	-	-	5,88	1,96	-	-	-	-	10,00 a	-	6,25 a	5,41
Strongyloides	8,33	-	-	-	-	12,50 b	5,88 a	6,13	50,00 b	100,00 c	13,63 a	54,54	-	-	-	-
Oesophagostomum	-	-	-	-	22,22 a	-	17,67 a	13,29	52,94 a	85,71 b	59,09 a	65,91	-	-	-	-
Toxocara	-	-	-	-	-	-	-	-	-	-	-	-	60,00 c	33,33b	6,25 a	33,19
Trichostrongylus	-	3,84a	2,77 a	2,20	-	18,75a	11,76 a	10,17	-	-	-	-	-	-	-	-

a ,b ,c .Sur la même ligne, les valeurs affectées de la même lettre ne sont pas significativement différentes (P ≥ 0,05)

( ) = nombre d'individus examinés,   Moy. = moyenne des prévalences

3.1.2 Effet du sexe sur les prévalences d'infestation des zoonoses parasitaires gastro-intestinales chez les Hommes et les animaux domestiques

Ainsi qu'il apparaît au tableau V, indépendamment du type d'hôte, toutes les classes de parasites infestent les deux sexes. Toutefois, certains parasites n'ont été rencontrés que dans un seul sexe des hôtes considérés : *Hymenolepis* et *Strongyloïdes* chez les poules mâles et femelles respectivement, *Capillaria, Strongyloïdes* et *Trichostrongylus* chez les chèvres femelles, *Strongyloïdes* chez les Hommes de sexe masculin.

En considérant les classes de parasites, les Protozoaires (coccidies) se rencontrent avec des prévalences comparables (P ≥ 0,05) dans les deux sexes chez les poules, chèvres et porcs. Plus de la moitié des Nématodes (5/8) ont été diagnostiqués dans les deux sexes chez les différents hôtes indépendamment des niveaux de prévalences, contre les 2/3 et 1/2 respectivement pour les Cestodes et les Trématodes.

En considérant les espèces de parasites, seulement cinq des 14 recensées ont eu des prévalences significativement différentes (P<0,05) dans les deux sexes chez les hôtes considérés : *Dicrocoelium* et *Oesophagostomum* chez les chèvres où les mâles ont été les plus affectés, *Ascaris* et *Strongyloïdes* chez les porcs mâles et femelles respectivement. Chez les Hommes, *Trichuris* a présenté une prévalence significativement plus élevée (P<0,05) chez les mâles. Cependant, aucune différence significative n'a été observée dans les infestations des deux sexes chez les poules. Seul *Dipylidium* chez les chiens mâles a montré une prévalence significativement (P<0,05) plus élevée, alors qu'apparemment les femelles sont les plus affectées par les parasites de la classe des Nématodes.

Tableau V : Effet du sexe sur les prévalences d'infestation des zoonoses parasitaires gastro-intestinales chez les Hommes et les animaux domestiques dans la ville de Dschang.

Genres parasitaires gastro-intestinaux	Poules			Chèvres			Porcs			Chiens			Hommes		
	M(46)	F(64)	MF	M(7)	F(35)	MF	M(23)	F(40)	MF.	M(19)	F(26)	MF	M(81)	F(92)	MF
Protozoaires															
coccidies	2,17	6,25 ª	4,21	71,42 ª	74,28 ª	72,85	34,78 ª	27,50 ª	31,14	-	-	-	-	-	-
Trématodes															
Fasciolopsis	-	-	-	-	-	-	-	5,00	2,50	-	-	-	-	-	-
Dicrocoelium	-	-	-	14,28 ᵇ	5,71 ᵇ	10,00	-	-	-	-	-	-	-	-	-
Cestodes															
Dipylidium	-	-	-	-	-	-	-	-	-	10,52 ᵇ	3,84 ª	7,18	-	-	-
Raillietina	4,34	-	2,17	-	-	-	-	-	-	-	-	-	-	-	-
Hymenolepis	8,69 ª	7,81 ª	8,25	-	-	-	-	-	-	-	-	-	-	-	-
Nématodes															
Ancylostoma	-	-	-	-	-	-	8,69 ª	12,5 ª	10,60	84,21 ª	84,61 ª	84,41	4,93 ª	4,34 ª	4,63
Trichuris	-	-	-	-	-	-	-	-	-	5,26 ª	7,69 ª	6,47	12,34 ᵇ	4,34 ª	8,34
Ascaris	-	-	-	-	-	-	13,04 ª	32,50 ᵇ	22,77	15,78 ª	23,07 ª	19,42	14,81 ª	15,21 ª	15,01
Capillaria	30,43 ª	37,50 ª	33,96	-	2,85	1,42	-	-	-	5,26 ª	7,69 ª	6,47	-	-	-
Strongyloïdes	-	1,56	0,78	-	8,57	4,28	52,17 ᵇ	37,50 ª	44,83	-	-	-	1,23	-	-
Oesophagostomum	-	-	-	57,14 ᵇ	2,85 ª	30,00	52,17 ª	65,00 ª	56,08	-	-	-	-	-	-
Toxocara	-	-	-	-	-	-	-	-	-	31,57 ª	38,46 ª	35,01	-	-	-
Trichostrongylus	2,17 ª	3,12 ª	2,64	-	14,28	7,14	-	-	-	-	-	-	-	-	-

M= Mâles ; F= Femelles ; MF = mâles et femelles ; (-) = Nombre d'individus examinés
a, b, c. sur la même ligne, les valeurs affectées de la même lettre ne sont pas significativement différentes (P≥ 0,05)

3.1.3 Répartition des prévalences d'infestation des zoonoses parasitaires gastro-intestinales chez les Hommes et les animaux domestiques en fonction des quartiers

Ainsi qu'il ressort du tableau VI, les Hommes et les animaux de tous les quartiers de la ville de Dschang ont été infestés par les zoonoses parasitaires gastro-intestinales. Les Protozoaires et les Nématodes ont été rencontrés dans tous les quartiers, les Cestodes à Foreké, Madagascar et Vallée, alors que les Trématodes ne l'ont été qu'à Foto et Vallée.

Les animaux du quartier Madagascar ont été infestés par toutes les 4 classes de parasites, ceux de Foto par les Protozoaires, Trématodes et Nématodes, puis les Protozoaires, Cestodes et Nématodes à Foreké et Vallée.

En considérant les prévalences des parasites par classe et par quartier, *Capillaria* a été le Nématode le plus représenté, suivi respectivement par *Ancylostoma* et *Oesophagostomum*, rencontrés chez les animaux de Madagascar. Les Cestodes et les Trématodes présentent des prévalences relativement faibles , inférieures à 15%, similaires à celles des Protozoaires dans les quartiers Foreké et Madagascar ,qui par ailleurs présentent des prévalences relativement plus élevées à Foto et à la Vallée. Chez les Hommes, la plus forte prévalence a été celle d'*Ascaris* rencontrée à la Vallée, suivie respectivement par celles de Foto et Madagascar.

Tableau VI : Influence du quartier sur les prévalences d'infestation des zoonoses parasitaires gastro-intestinales chez les Hommes et Les animaux domestiques dans la ville de Dschang.

Genres parasitaires gastro-intestinaux	Grand Foto [1400m]		Grand Foreké [1350m]		Grand Madagascar [1320m]		Grande Vallée [1300m]	
	Animaux (56)	Hommes (65)	Animaux (69)	Hommes (44)	Animaux (71)	Hommes (31)	Animaux (52)	Hommes (33)
Protozoaires								
coccidies	33,92 b	-	13,04 a	-	9,85 a	-	32,69 b	-
Trématodes								
Fasciolopsis	1,78	-	-	-	2,81	-	-	-
Dicrocoelium	-	-	-	-	-	-	-	-
Cestodes								
Dipylidium	-	-	1,44 a	-	2,81 a	-	-	-
Raillietina	-	-	10,44 a	-	-	-	5,76 a	-
Hymenolepis	-	-	1,44 a	-	-	-	1,92 a	-
Nématodes								
Ancylostoma	17,85 b	4,61 a	8,69 a	4,54 a	23,94 b	6,41 a	19,23 b	6,06 a
Trichuris	1,78 a	9,23 b	-	2,27 a	1,40 a	3,32 a	1,92 a	9,09 b
Ascaris	3,57 a	13,83 ab	11,59 ab	9,09 a	16,90 b	12,90 ab	5,76 a	21,21 b
Capillaria	7,14 a	-	14,49 a	-	32,39 b	-	11,53 a	-
Strongyloides	12,50 a	1,53	11,59 a	-	11,26 a	-	9,61 a	-
Oesophagostomum	14,28 a	-	15,94 a	-	21,12 a	-	13,46 a	-
Toxocara	5,35 a	-	5,79 a	-	14,08 b	-	5,76 a	-
Trichostrongylus	7,14 b	-	-	-	1,40 a	-	3,84	-

[...] = altitude moyenne de la zone
(...) = nombre d'individus examinés
a, b, c .sur la même ligne, les valeurs affectées des mêmes lettres ne sont pas significativement différentes (P ≥ 0,05)

3.1.4 Influence de la possession d'animaux domestiques sur les prévalences d'infestation des zoonoses parasitaires gastro-intestinales chez les hommes.

Des zoonoses parasitaires gastro-intestinales recensées, seules celles de la classe des Nématodes ont été rencontrées à la fois chez les Hommes et les animaux domestiques. De plus, elles affectent simultanément les éleveurs et les non - éleveurs (Tableau VII)

Indépendamment des espèces de parasites, et des espèces animales élevées, les risques d'infestation exprimés en termes de prévalence paraissent plus élevés chez les éleveurs comparés aux non éleveurs. En terme du nombre d'espèces de parasites rencontrées et en fonction du type d'animal possédé, les éleveurs de chiens ont été les plus affectés, étant parasités par les 4 espèces de Nématodes, suivis des éleveurs de chèvres, de Porcs et des non-éleveurs (3 types de parasites) alors que les Hommes possédant les poules n'ont été infestés que par *Ascaris sp.* .

L'ascaris a été le seul parasite qui affecte tous les types d'hôtes avec une prévalence significativement plus élevée ($P < 0,05$) chez les éleveurs de Porcs, comparée à celles des autres groupes. Les prévalences de *Ancylostoma* et de *Trichuris* ont été comparables ($p \geq 0,05$) chez tous les groupes d'individu considérés, mais le risque d'infestation par *Ancylostoma* est apparemment plus élevé chez les propriétaires d'animaux domestiques. *Strongyloïdes* qui présente une prévalence assez faible n'a été rencontré que chez les Hommes possédant les chiens.

A parasite égal, les risques les plus élevés d'infestation par *Ancylostoma* et *Ascaris* ont été rencontrés chez les éleveurs de Porcs et ceux de *Trichuris* chez les propriétaires de chiens.

Tableau VII : Influence de la possession d'animaux domestiques sur les prévalences d'infestation des zoonoses parasitaires gastro-intestinales chez les Hommes dans la ville de Dschang

Genres parasitaires gastro-intestinaux	Propriétaire de					Hommes sans Animaux domestiques (n = 83)
	Poules (n =39)	Chèvres (n = 24)	Porcs (n = 29)	Chiens (n = 53)	Moyenne	
Ancylostoma	-	4,16 [a]	6,89 [a]	5,67 [a]	4,18	2,40 [a]
Trichuris	-	4,16 [a]	6,89 [a]	9,43 [a]	5,12	8,43 [a]
Ascaris	7,69 [a]	4,16 [a]	34,48 [c]	13,20 [b]	14,88	10,84 [ab]
Strongyloïdes	-	-	-	1,89	0,47	-

n = nombre d'individus examinés

a, b, c. sur la même ligne, les valeurs affectées de la même lettre ne sont pas significativement différentes (P ≥ 0,05)

3.2 Les intensités d'infestation des zoonoses parasitaires gastro-intestinales chez les Hommes et les animaux domestiques dans la ville de Dschang.

Ainsi qu'il apparaît au tableau VIII ci-dessous, les intensités d'infestation des zoonoses parasitaires gastro-intestinales chez les hôtes examinés varient des très faibles aux fortes charges indépendamment des hôtes et des classes de parasites.

Les charges totales ont été comparables (P ≥ 0,05) chez les chèvres et les Porcs, mais significativement plus élevées (P < 0,05) que celles des autres hôtes. En fonction des classes de parasites, les Protozoaires ont présenté des intensités d'infestation significativement plus élevées (P < 0,05) chez les chèvres et les porcs respectivement et plus faibles chez les poules. Ces charges représentent 87,86 ; 68,92 et 18,65% du nombre total d'œufs de parasites respectif de chacun de ces hôtes.

Les charges totales d'infestation par les Nématodes ont été comparables (P ≥ 0,05) chez les chiens et les porcs et significativement plus élevées (P < 0,05) comparées à celles des poules, des chèvres et des Hommes.

La part des Nématodes par rapport aux charges totales d'infestation par hôte a été de 55,43, 5,39 ; 30,07 ; 71,92 et 100%respectivement chez les poules, les chèvres chez les porcs, les chiens et les Hommes. La charge totale des Cestodes a été faible chez les poules (25,90% du nombre total d'œufs) et un peu plus élevée chez les chiens (39,03%). La charge d'infestation des Trématodes chez les chèvres représente 6,74% du total, alors que chez les porcs elle ne constitue que 0,99% de leur charge globale.

A parasite égal, ceux de la classe des Nématodes chez les porcs ont des taux d'infestations significativement supérieurs (P < 0,05) à ceux des mêmes helminthes chez les autres hôtes excepté les chèvres. Les taux d'infestations chez les Hommes sont relativement faibles.

Tableau VIII : Intensités d'infestations des zoonoses parasitaires gastro-intestinales chez les Hommes et les animaux domestiques dans la ville de Dschang. ($\bar{X}$± es)x10²

Genres parasitaires gastro-intestinaux	Poules	Chèvres	Porcs	Chiens	Hommes
Protozoaires					
coccidies 1	2,60 ±2,07 [a]	117,22 ±293,12 [c]	69,15 ±115,71 [b]	-	-
Trématodes					
Fasciolopsis	-	-	1,00± 0,00	-	-
Dicrocoelium	-	9,00 ±12,16	-	-	-
Charge totale 2	-	9,00 ±12,16 [b]	1,00± 0,00 [a]	-	-
Cestodes					
Dipylidium	-	-	-	8,00±1,00	-
Raillietina	2,11± 0,60	-	-	-	-
Hymenolepis	1,50 ± 0,71	-	-	-	-
Charge totale 3	3,61 ±13,08 [a]	-	-	8,00 ± 1,00 [b]	-
Nématodes					
Ancylostoma	-	-	6,00±6,22 [b]	4,69±5,34 [b]	2,12±2,47 [a]
Trichuris	-	-	-	2,33±2,31 [b]	1,43±0,65 [a]
Ascaris	-	-	5,00±6,43 [b]	1,89±1,05 [a]	2,15±2,18 [a]
Capillaria	4,39 ± 4,08 [b]	1,00±0,00[a]	-	3,33±3,21 [b]	-
Strongyloides	2,00 ± 0,00[a]	3,00±2,00[a]	9,69±10,41 [b]	-	1,00±0,00 [a]
Oesophagostomum	-	1,20±0,45[a]	9,48 ±14,40[b]	-	-
Toxocara	-	-	-	8,25±10,60	-
Trichostrongylus	1,33± 0,58 [a]	2,00±1,00 [a]	-	-	-
Charge totale 4	7,72±4,66 [a]	7,20±3,45 [a]	30,18±37,45 [b]	20,50±22,51[b]	6,71±5,30[a]
Totale 1+2+3+4	13,94±8,04[b]	133,42±308,73 [d]	100,33±153,16 [d]	28,50±23,51 [c]	6,71±5,30[a]

es = erreur standard, a, b, c. sur la même ligne, les valeurs affectées de la même lettre ne sont pas significativement différentes (P ≥ 0,05)

31

3.2.1 Effet de l'âge sur les intensités d'infestation des zoonoses parasitaires gastro-intestinales chez les Hommes et les animaux domestiques

La répartition des intensités d'infestation des zoonoses parasitaires gastro-intestinales en fonction des tranches d'âges des hôtes (Tableaux IX a et IX b) varie avec les classes et les types de parasites.

La plus forte charge totale a été enregistrée chez les porcs dont l'âge est supérieur à 12 mois, suivis des chèvres de 7-12 mois, alors que les plus faibles charges totales ont été rencontrées chez les Hommes.

En considérant les classes de parasites, les Protozoaires ont présenté les plus fortes charges quel que soit la tranche d'âge chez les chèvres et les porcs où les adultes ont été significativement

(P < 0,05) plus infestés, suivis des intensités des parasites de la classe des Nématodes chez les chiens et les porcs, des Trématodes chez les chèvres de 7-12 mois. Les Cestodes ont présenté des infestations faibles parmi les poules et moyennes chez les chiens.

A parasite égal, on observe des variations en fonction des tranches d'âges des hôtes infestés. Les Cestodes n'ont affecté que les tranches d'âges supérieures à 6 semaines chez les poules et 6 mois chez les chiens avec des taux comparables (p ≥ 0,05) dans celles-ci.

Les Trématodes *Dicrocoelium sp.* chez les chèvres et *Fasciolopsis* chez les porcs n'ont été rencontrés que parmi les sujets âgés de plus de 6 mois et plus de 12 mois respectivement, avec dans le premier cas une intensité significativement supérieure (P < 0,05) chez les hôtes de 7-12 mois. Presque tous les Nématodes ont été rencontrés dans toutes les tranches d'âges. Hormis quelques parasites dont les taux d'infestations ont été significativement plus élevés chez les jeunes (*Capillaria* chez les poules, *Ascaris* et *Oesophagostomum* chez les porcs et *Toxocara* chez les chiens) les charges les plus fortes ont été rencontrées chez les sujets âgés de plus de 6 semaines pour les poules et plus de 6 mois chez les porcs, les chèvres et les chiens. Chez les Hommes, les jeunes sont en général les plus infestés : la plus forte charge d'ankylostome a été enregistrée chez les individus âgés de 11-20 ans et celle de *Trichuris* et *Ascaris* par ceux de 1-5 ans.

Tableau IX a : Effet de l'âge sur les intensités d'infestations des zoonoses parasitaires gastro-intestinales chez les animaux domestiques dans la ville de Dschang, ($\bar{X}\pm$ es)x10²

Genres parasitaires gastro-intestinaux	Ages des poules (semaine)				Ages des chèvres (mois)			
	1-6	7-12	>12	Moy.	1-6	7-12	>12	Moy
Protozoaires								
coccidies 1	-	1,0±0,0ᵃ	3,0±2,1ᵇ	1,3±0,7	46,4±68,1ᵃ	166,8±266,7ᵇ	104,3±355,1ᵇ	105,8±230,0
Trématodes								
Fasciolopsis	-	-	-	-	-	-	-	-
Dicrocoelium	-	-	-	-	-	12,0±15,5ᵇ	3,0±0,0ᵃ	5,0±5,2
Charge totale 2	-	-	-	-	-	12,0±15,5ᵇ	3,0±0,0ᵃ	5,0±5,2
Cestodes								
Dipylidium	-	-	-	-	-	-	-	-
Raillietina	-	2,2±5,0ᵃ	1,8±0,7ᵃ	1,3±1,9	-	-	-	-
Hymenolepis	-	-	1,5±0,7	0,5±0,2	-	-	-	-
Charge totale 3	-	2,2±5,0	3,3±1,4ᵃ	1,8±2,1	-	-	-	-
Nématodes								
Ancylostoma	-	-	-	-	-	-	-	-
Trichuris	-	-	-	-	-	-	-	-
Ascaris	-	-	-	-	-	-	-	-
Capillaria	5,7±4,2ᵇ	1,8±0,7ᵃ	4,7±4,4ᵇ	4,0±3,1	-	-	1,0±0,0	0,3±0,0
Strongyloïdes	2,0±0,0	-	-	0,6±0,0	-	3,0±2,8ᵃ	3,0±0,0ᵃ	2,0±0,9
Oesophagostomum	-	-	-	-	1,0±0,0ᵃ	-	1,3±0,6ᵃ	0,7±0,2
Toxocara	-	-	-	-	-	-	-	-
Trichostrongylus	-	1,0±0,0ᵃ	1,5±0,7ᵃ	0,8±0,2	-	1,6±1,1 ᵃ	3,5±2,1ᵃ	1,7±1,1
Charge totale 4	7,7±4,2ᵇ	2,8±0,7 ᵃ	6,2±4,4ᵇ	5,5±3,1	1,0±0,0ᵃ	4,6±3,9ᵇ	8,8,±2,7 ᵇ	4,8±2,2,
Totale 1+2+3+4	7,7±4,2ᵃᵇ	6,1±1,2 ᵃ	1,2±7,9 ᵇ	5,0±4,4	47,4±68,1ᵃ	183,4±28,6ᵇ	216,2±357ᵇ	149,0±151,2

a, b, c. dans la même ligne, les valeurs affectées de la même lettre ne sont pas significativement différentes (P ≥ 0,05), moy. = moyenne.

Tableau IX a (suite):   Effet de l'âge sur les intensités d'infestations des zoonoses parasitaires gastro-intestinales chez les animaux domestiques dans la ville de Dschang. ($\bar{X}\pm$ es)x10²

Genres parasitaires gastro-intestinaux	Age des porcs (mois)				Age des chiens (mois)			
	1-6	7-12	>12	Moy.	1-6	7-12	>12	Moy.
Protozoaires								
coccidies 1	90,5±139,3ᵃ	51,5±68,6ᵃ	205,0±444,4ᵇ	115,7±217,4	-	-	-	-
Trématodes								
Fasciolopsis	-	-	1,0±0,0	0,3±0,0	-	-	-	-
Dicrocoelium	-	-	-	-	-	-	-	-
Charge totale 2	-	-	1,0±0,0	0,3±0,0	-	-	-	-
Cestodes								
Dipylidium	-	-	-	-	-	8,0±0,0ᵃ	8,0±1,4ᵃ	5,3±0,5
Raillietina	-	-	-	-	-	-	-	-
Hymenolepis	-	-	-	-	-	-	-	-
Charge totale 3	-	-	-	-	-	8,0±0,0ᵃ	8 ?0±1,4ᵃ	5,3±0,5
Nématodes								
Ancylostoma	5,0±5,7 ᵇ	-	2,0±0,0ᵃ	2,3±1,9	4,6±4,8ᵃᵇ	7,7±7,7ᵇ	2,9±3,1ᵃ	5,0±5,2
Trichuris	-	-	-	-	1,0±0,0ᵃ	-	3,0±2,8ᵇ	1,3±0,9
Ascaris	-	3,4±1,8 ᵃ	2,0±1,4ᵃ	4,0±4,3	1,7±1,0ᵃ	3,0±0,0ᵃ	-	1,6±0,3
Capillaria	6,7±9,6ᵇ	-	-	-	1,5±0,7ᵃ	-	7,0±0,0ᵇ	2,8±0,2
Strongyloïdes	5,8±0,0ᵃ	12,7±9,8ᵇ	16,3±23,9ᵇ	11,6±11,2	-	-	-	-
Oesophagostomum	10,5±14,8 ᵇ	4,6±3,6ᵇ	5,5 ±4,6ᵃ	6,9±7,7	-	-	-	-
Toxocara	-	-	-	-	9,7±11,8ᶜ	4,3±3,0ᵇ	2,0±0,0ᵃ	5,3±4,9
Trichostrongylus	-	-	-	-	-	-	-	-
Charge totale 4	28,1±30,0ᵃ	20,7±15,3ᵃ	25,8±30,0ᵃ	24,9±25,1	18,5±18,4ᵃ	14,9±10,8ᵃ	14,9±5,9ᵃ	16,1±11,7
Totale 1+2+3+4	118,6±169,3ᵇ	54,2±83,9ᵃ	231,9±474,5ᶜ	134,9±242,6	18,5±18,4ᵃ	22,9±10,8ᵃ	22,9±7,3ᵃ	21,4±12,1

Le tableau ci- dessous illustre les charges parasitaires en fonction des tranches d'âges des Hommes.

Tableau IX b : Effet de l'âge sur les intensités d'infestations des Hommes par les zoonoses parasitaires gastro-intestinales dans la ville de Dschang $(\overline{X}\pm \text{es})\text{x}10^2$

Genres parasitaires gastro-intestinaux	âge des Hommes (année)					
	1-5	6-10	11-20	21-40	>40	Moyenne
Ancylostoma	3,0± 0,0[ab]	1,0± 0,0[a]	4,5± 4,9[b]	1,0± 0,0[a]	1,0± 0,0[a]	2,1 ± 0,0
Trichuris	1,7±0,9[a]	1,3± 0,6[a]	1,2± 0,5 [a]	1,0± 0,0 [a]	1,0± 0,0 [a]	1,2 ± 0,4
Ascaris	2,5±1,7 [a]	3,0± 0,0[a]	2,4± 3,1[a]	1,1 ± 0,3[a]	2,5±1,7 [a]	2,3± 1,4
Strongyloïdes	-	-	1,0 ± 0,0,	-	-	0,2± 0,0
Charge totale	7,2±2,6[bc]	5,3± 0,6 [ab]	9,1± 8,6 [c]	3,1 ± 0,3[a]	4,5±1,7 [a]	4,6 ± 2,7

a, b, c. sur la même ligne, les valeurs affectées de la même lettre ne sont pas significativement différentes (P ≥ 0,05)

e. s = erreur standard

3.2.2 Répartition des intensités d'infestation des zoonoses parasitaires gastro-intestinales chez les hommes et les animaux domestiques en fonction du sexe

Les intensités d'infestation des zoonoses parasitaires gastro-intestinales en fonction du sexe des hôtes (tableau X) font apparaître que tous les deux sexes ont été affectés par toutes les 4 classes de parasites recensées, avec des charges parasitaires totales comparables chez 4 des cinq hôtes : poules, porcs, chiens et Hommes.

Les charges parasitaires totales par classe de parasites diffèrent d'un hôte à l'autre, le plus fort taux en Nématodes est celui des porcs mâles. Parmi les Nématodes il n'a existé de différence significative (p < 0,05) que dans l'infestation des porcs par l'ankylostome,(les mâles ont été les plus affectés), des chiens par *Toxocara* chez les mâles et *Capillaria* chez les femelles.

Les Cestodes présentent des charges parasitaires relativement faibles et comparables dans les deux sexes (P ≥0,05) chez les poules et les chiens, les Trématodes et Protozoaires ne montrent de différence significative que chez les chèvres où par ailleurs les mâles et les femelles ont été respectivement les plus affectés par *Dicrocoelium* et par les coccidies.

Chez les Hommes, on note une élévation apparente du taux d'infestation à ankylostome chez les individus de sexe féminin et à ascaris chez ceux de sexe masculin, par contre la charge parasitaire totale a été plus élevée chez les hommes comparée à celle des femmes.

Tableau X : Répartition des intensités d'infestations des zoonoses parasitaires gastro-intestinales chez les Hommes et les animaux Domestiques en fonction du sexe dans la ville de Dschang ($\bar{X}$± es)x10²

Genres parasitaires gastro-intestinaux	Poules			Chèvres			Porcs		
	♂	♀	♂♀	♂	♀	♂♀	♂	♀	♂♀
Protozoaires									
coccidies 1	2,0±0,0[a]	2,7±2,3[a]	2,3±1,1	52,8±64,5[a]	129,2±318,6[b]	91,0±191,5	70,6±55,3[a]	68,1±14,8[a]	69,3±35,0
Trématodes									
Fasciolopsis	-	-	-	-	-	12,5±0,7	-	1,0±0,0	0,5±0,0
Dicrocoelium	-	-	-	23,0±0,0[b]	2,0±1,4[a]	-	-	-	-
Charge totale 2	-	-	-	23,0±0,0[b]	2,0±1,4[b]	12,5±0,7	-	1,0±0,0	0,5±0,0
Cestodes									
Dipylidium	-	-	-	-	-	-	-	-	-
Raillietina	1,5±0,7	-	0,7±0,3	-	-	-	-	-	-
Hymenolepis	2,0±0,8[a]	2,2±0,4[a]	2,1±0,6	-	-	-	-	-	-
Charge totale 3	3,5±1,5[a]	2,2±0,4[a]	2,8±0,9	-	-	-	-	-	-
Nématodes									
Ancylostoma	-	-	-	-	-	-	9,0±8,5[b]	4,8±5,8[a]	6,9±7,1
Trichuris	-	-	-	-	-	-	-	-	-
Ascaris	4,7±5,4[a]	4,3±3,1[a]	4,5±4,2	-	-	-	4,3±11,5[a]	4,9±7,1[a]	4,6±9,3
Capillaria	-	2,0±0,0	1,0±0,0	-	1,0±0,0	0,5±0,0	-	-	-
Strongyloïdes	-	-	-	-	3,0±2,0	1,5±1,0	10,1±12,4[a]	8,8±8,6[a]	9,4±10,5
Oesophagostomum	-	-	-	1,0±0,0[a]	1,2±0,5[a]	1,1±0,2	11,5±18,6[a]	8,6±12,6[a]	10,5±15,6
Toxocara	-	-	-	-	-	-	-	-	-
Trichostrongylus	1,0±0,0[a]	1,5±0,7[a]	1,2±0,3	-	1,6±1,2	0,8±0,6	-	-	-
Charge totale 4	5,7±5,4[a]	7,8±3,8[a]	6,7±4,6	1,0±0,0[a]	6,8±3,7[b]	4,9±1,8	34,9±40,2[a]	22,8±34,2[a]	28,8±37,2
Totale 1+2+3+4	**11,2±6,9[a]**	**12,7±6,5[a]**	**11,9±6,7**	**76,8±64,5[a]**	**138,1±323,7[b]**	**107,4±194,1**	**105,5±95,5[a]**	**91,9±182,4[a]**	**98,7±138,9**

a, b, c. sur la même ligne, les valeurs affectées des mêmes lettres ne sont pas significativement différentes (p ≥ 0,05), M= Mâles ; F= Femelles , MF = mâles et femelles
es = erreur standard.

Tableau X (suite): Répartition des intensités d'infestations des zoonoses parasitaires gastro-intestinales chez les Hommes et les animaux domestiques en fonction du sexe dans la ville de Dschang ($\bar{X}\pm$ es)x10²

Genres parasitaires gastro-intestinaux	Chiens			Hommes		
	♂	♀	♂♀	♂	♀	♂♀
Protozoaires						
coccidies 1	-	-	-	-	-	-
Trématodes						
Fasciolopsis	-	-	-	-	-	-
Dicrocoelium	-	-	-	-	-	-
Charge totale 2	-	-	-	-	-	-
Cestodes						
Dipylidium	8,0±1,4ᵃ	8,0±0,0ᵃ	8,0±0,7	-	-	-
Raillietina	-	-	-	-	-	-
Hymenolepis	-	-	-	-	-	-
Charge totale 3	8,0±1,4ᵃ	8,0±0,0ᵃ	8,0±0,7	-	-	-
Nématodes						
Ancylostoma	4,1±4,8ᵃ	5,2±5,7ᵃ	4,6±5,2	1,5±1,0ᵃ	2,7±3,5ᵃ	2,1±2,2,
Trichuris	1,0±0,0ᵃ	3,0±0,0ᵃ	2,0±0,0	1,5±0,7ᵃ	1,2±0,5ᵃ	1,3±0,6
Ascaris	1,6±1,1ᵃ	2,0±1,1ᵃ	1,8±1,1	2,6±2,4ᵃ	1,7±1,9ᵃ	2,1±2,1
Capillaria	1,0±0,0ᵃ	4,5±3,5ᵇ	2,7±1,7	-	-	-
Strongyloides	-	-	-	1,0±0,0	-	0,5±0,0
Oesophagostomum	-	-	-	-	-	-
Toxocara	10,5±22,3ᵇ	6,9±5,9ᵃ	8,7±14,1	-	-	-
Trichostrongylus	-	-	-	-	-	-
Charge totale 4	18,3±22,3ᵃ	17,5±16,6ᵃ	17,9±19,4	6,7±4,1ᵃ	5,7±5,5ᵃ	6,2±5,0
Totale 1+2+3+4	**26,3±23,0ᵃ**	**25,5±16,6ᵃ**	**25,9±19,8**	**6,7±4,1ᵃ**	**5,7±5,5ᵃ**	**6,2±5,0**

a, b, c. sur la même ligne, les valeurs affectées des mêmes lettres ne sont pas significativement différentes (p ≥ 0,05), M= Mâles ; F= Femelles , MF = mâles et femelles es = erreur standard.

3.2.3 Influence du type de quartier sur les intensités d'infestation des zoonoses parasitaires gastro-intestinales chez les Hommes et les animaux domestiques

Ainsi qu'il apparaît au tableau XI ci-dessous, les Hommes et les animaux indépendamment des quartiers de la ville de Dschang ont été infestés par les zoonoses parasitaires gastro-intestinales.

Les intensités d'infestation varient d'un quartier à l'autre, entre les classes et en fonction des parasites. La charge parasitaire totale la plus élevée a été enregistrée chez les animaux de la Vallée et de Foto .Il en a été de même des taux d'infestation en Nématodes et Protozoaires, ceux des Cestodes ont été moyens à Foreké et Madagascar et faibles à la Vallée, au même titre que les charges parasitaires en Trématodes.

En considérant les espèces de parasites, les intensités d'infestation chez les animaux ont été plus élevées dans les quartiers marécageux : *Strongyloïdes* à Foreké, Vallée et Madagascar a été le Nématode ayant la plus forte charge parasitaire, suivi par *Oesophagostomum*. Parmi les Cestodes, seul *Dipylidium* a présenté des intensités moyennes, les autres parasites ayant des charges faibles à Foreké et à la Vallée. On observe pour les coccidies une intensité d'infestation significativement plus élevée (P < 0,05) chez les animaux du quartier la Vallée, suivie de celle des animaux de Foto.

Chez les Hommes infestés uniquement par les Nématodes ,le taux d'infestation des individus de la Vallée a été significativement (p < 0,05) plus élevé alors que les charges parasitaires de *Trichuris* sont comparables (p ≥ 0,05) dans tous les quartiers, celles de *Ascaris* faibles à Foreké, mais plus élevées et comparables à Foto , Madagascar et à la Vallée.

Tableau XI : Influence du type de quartier sur les intensités d'infestation des Hommes et des animaux domestiques par des zoonoses parasites gastro-intestinale dans la ville de Dschang $(\bar{X}\pm es)\times10^2$

Genres parasitaires gastro-intestinaux	Grand Foto [1400m]		Grand Foreké [1350m]		Grand Madagascar [1320m]		Grande Vallée [1300m]	
	Animaux	Hommes	Animaux	Hommes	Animaux	Hommes	Animaux	Hommes
Protozoaires								
coccidies 1	191,0±389,2[c]	-	10,5±19,2[a]	-	94,4±186,4[b]	-	283,1±365,4[d]	-
Trématodes								
Fasciolopsis	3,0±0,0	-	-	-	1,0±0,0	-	-	-
Dicrocoelium		-	-	-	-	-	-	-
Charge totale 2	3,0±0,0[b]	-	-	-	1,0±0,0[a]	-	-	-
Cestodes								
Dipylidium	-	-	8,0±0,0[a]	-	8,0±1,4[a]	-	-	-
Raillietina	-	-	1,8±0,7[a]	-	-	-	2,3±0,6[a]	-
Hymenolepis	-	-	2,0±0,0[a]	-	-	-	1,0±0,0[a]	-
Charge totale 3.	-	-	11,7±0,7[b]	-	8,0±1,4[b]	-	3,3±0,6[a]	-
Nématodes								
Ancylostoma	4,1±4,9[a]	1,6±1,1[a]	8,3±7,2[b]	1,0±0,0[a]	5,0±4,1[a]	1,0±0,0[a]	8,5±9,0[b]	4,5±4,9[b]
Trichuris	1,0±0,0[a]	1,5±0,8[a]	-	1,0±0,0[a]	1,0±0,0[a]	2,0±0,0[a]	1,0±0,0[a]	1,6±0,6[a]
Ascaris	3,0±0,0[a]	2,3±2,7[b]	2,3±1,7[a]	1,0±0,0[a]	4,7±7,4[a]	2,0±1,4[ab]	3,3±2,1[a]	2,1±1,4[b]
Capillaria	2,5±2,4[a]	-	3,4±1,7[a]	-	5,3±4,7[b]	-	1,8±0,7[a]	-
Strongyloides	6,8±7,5[a]	1,0±0,0	11,6±14,6[b]	-	9,2±10,2[b]	-	10,2±4,6[b]	-
Oesophagostomum	5,6±3,4[a]	-	6,0±6,4[ab]	-	9,7±16,0[ab]	-	10,1±6,5[b]	-
Toxocara	3,3±1,5[a]	-	8,2±8,8[b]	-	6,0±4,1[ab]	-	9,6±6,6[b]	-
Trichostrongylus	2,7±1,7[a]	-	-	-	1,0±0,0[a]	-	1,5±0,7[a]	-
Charge totale 4	29,0±21,4[a]	6,5±4,6[b]	61,4±61,0[c]	3,0±0,0[a]	42,0±46,7[a]	5,0±1,4[b]	46,0±30,2[b]	8,2±6,9[b]
Totale 1+2+3+4	223,0±391,6[c]	6,5±4,6[b]	83,8±80,8[a]	3,0±0,0[a]	145,4±234,8[b]	5,0±1,4[b]	332,4±396,2[c]	8,2±6,9[b]

es = erreur standard, [ ]   = altitude moyenne

a, b, c: sur la même ligne et chez le même type d'hôte, les valeurs affectées de la même ne sont pas significativement différentes (P ≥ 0,05)

41

3.2.4 Effet de la possession d'animaux domestiques sur les intensités d'infestation des zoonoses parasitaires gastro-intestinales chez les Hommes dans la ville de Dschang

Les propriétaires d'animaux domestiques ont été tous affectés par les parasites zoonoses considérés, mais avec des charges variables en fonction des espèces de parasites et du type d'animaux possédés (tableau XII).

Tableau XII : Effet de la possession d'animaux domestiques sur les intensités d'infestation des zoonoses parasitaires gastro-intestinales chez les hommes dans la ville de Dschang. $(\bar{X}\pm es)\times10^2$

Genres parasitaires gastro-intestinaux	Propriétaires de					Hommes sans animal domestique
	Poules	Chèvres	Porcs	Chiens	Moyenne	
Ancylostoma	-	1,0±0,0[a]	1,0±0,0[a]	1,7±1,1	0,9±1,1	1,0±0,0[a]
Trichuris	-	3,0±0,0[a]	2,0±1,4[a]	1,6±0,9[a]	1,6±0,5	1,4±0,5[a]
Ascaris	1,0±0,0[a]	4,0±0,0[b]	1,9±1,4[a]	4,4±3,7[b]	2,8±1,3	1,4±0,7[a]
Strongyloïdes	-	-	-	1,0±0,0	0,2±0,0	-
Charge totale	1,0±0,0 [a]	8,0±0,0[c]	4,9±2,8[b]	8,7±5,7[c]	5,6±2,1	3,8±1,2 [b]

a, b, c. sur la même ligne, les valeurs affectées de la même lettre ne sont pas significativement différentes (P≥ 0,05), es = erreur standard

En général et indépendamment de parasites, les éleveurs ont été les plus infestés, particulièrement par *Trichuris*, *Ascaris* et *Strongyloïdes sp.* . La charge parasitaire totale est la plus faible chez les éleveurs de poules, mais significativement plus élevée (p < 0,05) chez les propriétaires de chiens et de chèvres.

En considérant les espèces de parasites, seul *Ascaris sp.* chez les propriétaires de chèvres et de chiens ont présenté une charge parasitaire significativement plus élevée(p < 0,05) comparée à celle des autres groupes d'individus.

3.3 Les association parasitaires zoonoses

Les types d'association des zoonoses parasitaires gastro-intestinales étudiées chez les Hommes et les animaux examinés à Dschang sont résumés dans le tableau XIII ci- dessous.

Tableau XIII : Répartition des différents types d'infestation parasitaires

Hôtes	Types d'infestation (% en fonction du nombre d'individus infestés)			
	simple	double	triple	quadruple
poules	92,45	7,55	-	-
Chèvres	63,15	21,05	7,90	2,63
Porcs	22,00	26,00	32,00	12,00
Chiens	26,66	44,45	28,89	-
Hommes	88,64	11,36	_	-

Des résultats, il ressort que les infestations simples sont les plus représentées chez les poules, les chèvres et les Hommes où elles constituent plus des 2/3 d'infestations totales, alors que chez les chiens et les porcs, ce sont respectivement les infestations doubles et triples qui ont été prédominantes, regroupant 2/5 des infestations. Les associations de quatre parasites zoonoses n'ont été rencontrées que chez les chèvres et les porcs avec des fréquences plus faibles.

Le regroupement des types d'infestations en fonction des classes de parasites fait apparaître que 61,30% des infestations simples rencontrées appartiennent à la classe des Nématodes, 29,03% à celle des Protozoaires et 9,67% des Cestodes, les Trématodes n'ayant pas été rencontrés dans ce type d'infestation.

En considérant les infestations doubles où les parasites appartiennent à une ou deux classes, les associations entre Nématodes (ex : *Toxocara + Ancylostoma*) sont majoritaires, constituant 58,69% de tous les doublets contre 4,37% pour Nématodes + Trématodes (ex : *Strongyloïdes + Dicrocoelium*) qui ont été les moins représentées ; 8,59 et 28,26% les infestations Nématodes + Cestodes et Nématodes + Protozoaires respectivement.

La répartition des infestations doubles en fonction des types d'hôtes est représentée dans le tableau XIV suivant.

Tableau XIV : Infestations doubles chez les hôtes examinés à Dschang.

Hôtes	NI	ID	Fréq.	Associations parasitaires
Poules	53	4	7,55	Coocidie+*Raillientina(*1), *Trichoshongylus + capillaria* (1)
				Strongyloïdes + Capillaria (1), *Capillaria+ Raillietina* (1)
Chèvres	38	8	21,05	*Dicrocoelium+Strongyloïdes (1), Capillaria+* coccidies *(1)*
				Coccidies+*Oesophagostomum(3)*
				Coccidies+*Trichosrrongylus (3)*
Porcs	50	13	26,00	*Oesophagostomum + Fasciolopsis (1)*
				Oesophagostomum + Ascaris(2), Ascaris + coccidies *(2)*
				Oesophagostomum + Strongyloïdes(5)
				Oesophagostomum + coccidies *(3)*
				Strongyloïdes + coccidies *(1)*
Chiens	45	20	44,44	*Toxocara + Ancylostoma (6), Toxocara + Trichuris (2)*
				Ancylostoma + Ascaris (7), Ancylostoma + Capillaria (1)
				Dipylidium + Ascaris (2), Ascaris + Capillaria (2)
Hommes	44	5	11,36	*Strongyloïdes + Trichuris (1), Ascaris + Trichuris (3)*
				Ascaris + Ancylostoma (1)

ID = infestations doubles, NI = nombre infesté, Freq.= fréquence

Parmi les infestation triples, celles constituées uniquement de Nématodes (ex : *Ascaris + Ancylostoma + Toxocara*) représentent 64,86% du total, contre 32,43% pour les associations impliquant à la fois les Nématodes, les Protozoaires et les Trématodes (ex : coccidies *+Strongyloïdes + Dicrocoelium*)

La répartition des infestations triples en fonction du type d'hôte est représentée dans le tableau XV ci-dessous.

Tableau XV : Infestations parasitaires triples chez les hôtes examinés à Dschang.

Hôtes	NI	IT	Fréq.	Associations parasitaires
Poules	53	-	-	-
Chèvres	38	3	7,90	coccidies + *Strongyloïdes* + *Trichostrongylus (3)*
Porcs	50	16	32,00	coccidies + *Oesophagostomum Trichostrongylus (1)*
				Oesophagostomum + *Strongyloïdes* + *Ascaris (6)*
				Oesophagostomum + *Ascaris* + *coccidies (2)*
				Oesophagostomum + *Ascaris* + *Ancylostoma (1)*
				Oesophagostomum + *coccidies* + *Strongyloïdes (6)*
Chiens	45	13	28,89	*Ascaris* + *Toxocara* + *Ancylostoma (13)*
Hommes	44	-	-	-

IT =infestations triples, NI =nombre infesté ,Freq.= fréquence

Lorsque l'on considère la fréquence et le nombre d'hôtes affectés par chaque type d'infestation, les associations parasitaires quadruples sont les moins représentées. Elles n'ont été rencontrées que chez les porcs et les chèvres avec des fréquences faibles. Les parasites impliqués dans ces infestations quadruples sont représentés dans le tableau XVI ci-dessous.

Tableau XVI : Infestations parasitaires quadruples chez les hôtes examinés à Dschang.

Hôtes	NI	IQ	Fréq.	Associations parasitaires
poules	53	-	-	-
Chèvres	38	1	2,63	*Trichostrongylus* + *Strongyloïdes* + coccidies + *Oesophagostomum (1)*
Porcs	50	6	12,00	coccidies + *Ancylostoma* + *Oesophagostomum* + *Strongyloïdes(3)*
				coccidies + *Ancylostoma* +*Oesophagostomum* +*Ascaris (1)*
				coccidies + *Ascaris* + *Oesophagostomum* +*Strongyloïdes (2)*
Chiens	45	-	-	-
Hommes	44	-	-	-

IQ =infestations quadruples, NI =nombre infesté, Freq.= fréquence

Les prévalences et les intensités d'infestation enregistrées dans notre étude semblent en général faibles, plus particulièrement chez les Hommes, comparativement aux résultats obtenus par Feka(1999) et Ndenecho *et al.* (2002), mais confirment l'endémicité des maladies parasitaires gastro-intestinales dans la ville de Dschang. L'urbanisation semble contribuer à la réduction des transmissions des parasites gastro-intestinaux par le biais de la disponibilité des méthodes adéquates d'évacuation des fèces, une prise de conscience et l'amélioration générale de la sanitation.

Les données de la littérature confirment nos résultats selon lesquels l'âge a un effet sur les prévalences et les intensités d'infestation des zoonoses parasitaires gastro-intestinales. A cet effet, Soulsby (1982) stipule que la coccidiose porcine est essentiellement une maladie des sujets jeunes. Acha et Szyfres (1989) trouvent que les chiens adultes ont tendance à se débarrasser de *Toxocara sp.* grâce à une immunité acquise au fil des réinfestations. De plus Awah-Ndukum *et al.*(2001) ont trouvé chez les chiens dans la ville de Dschang, jeunes et adultes, des prévalences d'ankylostomes de 66,50 et 79,71 %, comparables à nos résultats. Cependant, en ce qui concerne les intensités d'infestation humaines , nos résultats ne concordent pas avec ceux de Feka (1999) qui avait trouvé que c'est plutôt les individus de 6-11 ans qui portaient les plus fortes charges, mais cet auteur confirme nos résultats pour ce qui est des intensités d'infestation par *Trichuris sp.* dans les différentes tranches d'âges des Hommes infestés.

Les résultats de notre étude selon les sexes des hôtes examinés corroborent ceux de Strickland (1993) cité par Feka (1999) qui estimait que chez les hommes les chances d'infestation par *Ascaris, Trichuris et Ancylostoma sp* ne présentent pas de différence significative dans les deux sexes , cependant la différence apparente observée dans les taux d'infestation de ce dernier parasite est justifiée par Ukoli (1984) selon qui la susceptibilité aux infestations par celui-ci est plus élevée pour les individus de sexe féminin. Cette différence s'expliquerait par la manipulation du sol pour des fins agricoles ou ménagères par les femmes dans les zones où le sol est contaminé. La divergence constatée chez les chèvres où les mâles sont plus parasités pourrait être due à la taille réduite des sujets de ce sexe dans la population des caprins étudiés à Dschang, alors que les taux apparemment élevés chez les Hommes de sexe masculin seraient la conséquence de l'implication de ces derniers dans l'entretien des élevages domestiques, et par ricochet leur plus grande exposition aux infestations zoonoses.

Le type de quartier (marécageux et non marécageux, l'altitude) influence les prévalences et intensités d'infestation des zoonoses étudiées. Cheng (1973) rapporte que le milieu de vie peut influencer la répartition et la distribution des parasites en fonction de l'existence de plusieurs facteurs tels que la densité et le comportement des populations considérées, l'eau et la nature des sols. La présence des charges élevées de certains parasites dans les quartiers plus en altitude et moins marécageux comme Foto et Foreké dériverait de la forte densité des populations Humaines, animales ou de la combinaison des deux facteurs.

Les animaux domestiques fortement intégrés à une population constituent un élément fondamental du milieu, leur présence étant à la fois une source d'agression, de nuisance et de pollution d'ordre physico-chimique et biologique (Mornet, 1987) .D'après cet auteur , l'introduction d'un animal dans une porcherie se traduit très rapidement par une augmentation de la teneur de l'air en particules pathogènes, leur nombre se multipliant par dix au bout de 24 heures. Bien que nous n'ayons pas pu accéder à des documents montrant directement le rapport d'infestation des éleveurs (en fonction des types d'élevages) à celui des non éleveurs, la littérature en notre possession confirme que les animaux transmettent leurs parasites à leurs propriétaires. L'assertion de Mornet ,valable pour les porcs l'est aussi pour les autres animaux et justifie que nous ayons obtenu des intensités et taux de prévalences des zoonoses parasitaires gastro-intestinales plus élevées chez les propriétaires d'animaux domestiques par rapport à ceux des non éleveurs. Ceci nous permet d'affirmer que la présence d'animaux domestiques a un effet sur les charges parasitaires zoonoses de leurs propriétaires.

Les résultats de l'étude des associations parasitaires montrent que les infestations multiples sont présentes, mais le parasitisme simple (1 genre) est le plus représenté. Chez les Hommes, *Ascaris sp* est le parasite prédominant, cependant chez les poules, les chèvres, les porcs et les chiens ce sont respectivement *Capillaria sp.*, les coccidies, *Oesophagostomum* et *Ancylostoma sp.* qui sont les plus rencontrés. Les associations de parasites pourraient indiquer soit des interactions non destructives, soit que les helminthes associés partagent le même mode de transmission où le même habitat.

Conclusion

Au terme de notre étude portant sur l'inventaire des parasites gastro-intestinaux chez les Hommes et les animaux domestiques à Dschang, il est apparu que indépendamment de l'hôte, toutes les classes de parasites gastro-intestinaux sont représentées, celle des Nématodes étant prédominante, suivies respectivement des classes de Cestodes, Trématodes et Protozoaires.

Quatorze genres parasitaires gastro-intestinales ont été recensés indépendamment des hôtes. Parmi ces parasites seuls *Ascaris*, *Trichuris*, *Ancylostoma* et *Strongyloïdes sp.* ont été diagnostiqués chez les Hommes où elles sont classées dans la catégorie de faible gravité.

 Les taux de prévalences et d'intensités d'infestations sont influencées de manière significative par l'âge et le quartier de résidence des hôtes considérés.

Le sexe n'a pas un effet significatif sur les prévalences et les intensités d'infestation des zoonoses parasitaires gastro-intestinales.

L'espèce animale détenu influence de manière significative les prévalences et les intensités d'infestation parasitaires gastro-intestinales de leur propriétaires dans la ville de Dschang.

Les infestations multiples existent chez les Hommes et les animaux dans la ville de Dschang , mais c'est l'infestation simple (1 genre) qui est la plus représentée.

Cette étude montre que les affections parasitaires gastro-intestinales sont une réalité à Dschang, avec possibilité de transmission de l'animal à l'Homme et vis versa. Il est donc impératif que des études ultérieures soient menées afin d'approfondir et d'étendre la connaissance de ces pathologies au Cameroun en général et à Dschang en particulier. Pour ce faire, nous proposons de :

Etendre l'étude sur toutes les saisons de l'année en utilisant un nombre plus important d'échantillons.

Procéder à des coprocultures en vue de l'identification précise des espèces impliquées dans les parasitoses.

Faire des tests immunologiques qui sont plus sensibles et plus spécifiques, mais il serait aussi souhaitable de rechercher et d'appliquer les meilleures méthodes de lutte contre la dissémination de ces parasites afin de sauvegarder la santé des hommes et de leurs élevages.

Références bibliographiques

Acha, P. et Szyfres, B. ,1989. Zoonoses et maladies transmissibles communes aux Hommes et aux animaux. 2nd ed. *Office international des épizooties.* 1064 p.

Anolong, E. N., 1999. Inventaire des helminthes gastro-intestinaux du porc (*Sus scrofa domesticus*) à Dschang dans l'Ouest-Cameroun. *Mémoire de maîtrise, Faculté des Sciences, Université de Dschang. 34p.*

Anon ,1988. Veterinary services market for companion animals. Summary report. *Journal of American Veterinary Association.* **193** : 920-922.

Awah-Ndukum, J., Tchoumboue, J., Zoli, P.A., 2001. Involvement of communities in the control of dog related public health hazard in the western high lands of Cameroon 10 p.

Bourdeau, P., 1993. Helminthoses et protozooses des carnivores domestiques. *Revue de. Médécine Vétérinaire.* **169** (5/6) :331

Bram, R. A., 1975. Les maladies du bétail transmises par les tiques et leurs vecteurs. *Revue Mondiale de Zootechnie,* **36**. pp7-11

Cheng, C.T., 1973. General parasitology, Academic press, London and New york, 965 p.

Cypess, R. H., Karol, M. H., Zidian, J. L., Glickman, L. T. et Gitlin, D., 1977. Larva-specific antibodies in patients with visceral larva migrans. *Journal of Infectious Diseases.* **135**: pp 637-640.

Edington, G. M., Gilles, H. M., 1976. Parasitology in the tropic. 2nd ed. low price ed. *The English language book society and Edouard Arnold (publishers) L. T. D, pp 65-112.*

Euzéby, J., 1998. Les parasites des viandes épidémiologie, physiopathologie, incidence zoonosique. *Editions médicales internationales.* 402 p.

Feka, K. J. R., 1999. Prévalence et intensité d'infestation de cinq parasites gastro-intestinales de l'Homme à Dschang. *Mémoire de maîtrise, Faculté des Sciences, Université de Dschang - Cameroun. 40p.*

Feka, K. J. R., 2001. Epidémiologie de l'infestation humaine par la puce chique *(Tunga penetrans)* Dans trois groupements de la Menoua, (Ouest- Cameroun). *Mémoire de D. E. A, Faculté des Sciences, Université de Yaoundé I. 54 p.*

Fodjo A., 1999. Influence de divers paramètres épidémiologiques sur les infestations humaines à Ankylostomes à Dschang dans l'Ouest- Cameroun. *Mémoire de maîtrise, Faculté des Sciences, Université de Dschang. 45 p.*

Glickman, L.T. et Schantz, P. M., 1981. Epidemiology and pathenogenesis of zoonotic toxocariasis. *Epidemiologic Review,* **3** : pp 230-250.

Golvan, Y.G., 1969. Elément de parasitologie médicale, *éditions médicales flammarion, Paris. 579 p.*

Golvan, Y.G., 1978. Elément de parasitologie médicale, *3ème éditions médicales flammarion-médecine-Sciences, Paris 615 P.*

Halloran, M. E., Bundy, D. A. P. and Pollit, E., 1989. Infectious diseases and the UNESCO basic education initiative. *Parasitology Today.* **5** (11): PP 359-361.

Hounkep, N. A. C. A., 1999. Influence de divers facteurs épidémiologiques sur les infestations à *Ascaris lumbricoides* à Dschang dans l'Ouest-Cameroun. *Mémoire de Maîtrise, Faculté des Sciences, Université de Dschang-Cameroun. 24 p.*

Kenneths, W., Bundy, D. A. P., Roy, M., David, A. R., Donald, A., Anderson, D., Jamison, T., Nicholas, P. and Alfred S., 1993. Helminthic infections in disease control priorities in developing countries. *Published for the World Bank. Oxford University press.* 746P.

Kauffmann, J., 1996. Parasitic infections of domestic animals. A diagnostic manual, Birkhäuser Verlag. 423 p.

Lavoipierre, G., 1979. Manuel de l'équipe de santé. Coordonateur du chapitre 5. Les maladies transmissibles. pp 245-436. *O. M. S, Genève. Ed. Saint Paul.*

Madigan, J. E. et Teiler, J., 1988. Borrelia burdoferi borreliasis. *Journal of American Pediatric Medical Association.* **192**: 892-896.

Mc Keown, T. ,1988. The origin of Human disease. *Basil Blackwell, New york . 402* p.

Mornet, P., 1987. Le porc et ses maladies. *Paris : Maloine S.A. editeur.* 667p.

Mpoame, M., Desbuleux, H., Agbede, G., 1995. Evolution saisonnière de quelques infections à Nématodes chez le porc à Dschang dans l'Ouest- Cameroun. *Cameroon bulletin of Animal Production. 3 (1):18– 25.*

Mpoame, M. et Agbede, G. ,1995. The gastro-intestinal helminth infections of domestic fowl in Dschang, western Cameroon. *Revue Elevage et Médécine Vétérinaire des Pays Tropicaux.* **48** (2): 147-151

Ndenecho, L., Ndamukong, K. J. N. and Matute, M. M., 2002. Soil transmitted Nematods in Children in Buea health district of Cameroon. *East African Medical Journal.* 79 (8): 4-7.

Ngankam, N. J. D. ,2000. Etudes des helminthes gastro-intestinaux du chien (*Canis familiaris*) à Dschang et ses environs. *Mémoire de Maîtrise, Faculté des Sciences, Université deDschang-Cameroun. 38*p.

Nsame, D. ,2003. The problem of épilepsy in the North West province and Batibo Health District in particular. *International workshop on Taenia solium cysticercosis/Taeniosis complex and epilepsy with spécial focus on Cameroon,* 14-15/04/2003, University of Dschang- Cameroon.

Nyah, N. G. B., 1999. Contribution à l'étude des infestations à *Trichuris trichiura* à Dschang. *Mémoire de maîtrise, Faculté des. Sciences, Université de Dschang- Cameroun. 28p.*

Ruitenberg, E. J. et Van Knapen, F., 1977. The enzyme linked immunosorbent assay and its application to parasitic infections. *Journal of Infectious Diseases.* **136** : 267-273.

Schantz, M. P., 1991. Parasitic Zoonoses in perspectives. *International Journal of Parasitology.* **21** (2): 161.

Shey-Njila, O. Zoli, P. A., Awah-Ndukum, J. and Geerts, S.,2003. Porcine cysticercosis in village pigs of North-West, Cameroon. *Journal of Helminthology (in press) International workshop on Taenia solium cysticercosis/Taeniosis complex and epilepsy with special focus on Cameroon,* 14-15/04/2003, University of Dschang- Cameroon.

Soulsby, E. J. L., 1982. Helminths, arthropods and protozoa of domesticated animals, 7th ed. Baillière - Thindall, London, 809 p.

Springell, P. H., 1983. Tique du bétail et production animale en Australie. *Revue mondiale de Zootechnie.* pp. 1-5.

Sterre, A. C., 1989. Lyme disease, New England. *Journal of Medicine* **321**: 986-596.

Thienpont, T., Rochette, F. and Vanparijs, O., 1979. Diagnostic des verminoses par examen coprologique. *Janssen research foundation Beerse, Belgium. 187* p.

Ukoli, F.M.A., 1984. Introduction to parasitology in tropical Africa. *John Wiley and sons limited, Chichester, 464*p.

Zoli, A., Shey-Njila, O, Assana, E., Nguekam, J.P., Dorny, P, Brandt, J., Geerts, S., 2003. Regional status, epidemiology and impact of *Taenia solium* cysticercose in Western and central-Africa, Acta Tropica / (in press). *International workshop on Taenia solium cysticercosis/Taeniosis complex and epilepsy with special focus on Cameroon,* 14-15/04/2003, University of Dschang- Cameroon.

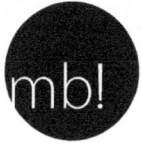

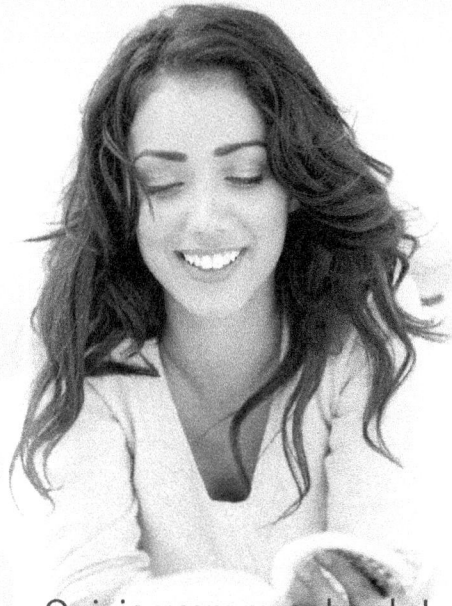

www.ingramcontent.com/pod-product-compliance
Lightning Source LLC
Chambersburg PA
CBHW021607210326
41599CB00010B/648